"... NOS DEDICAMOS A UMA CAÇADA INSÓLITA. ATÉ CONSEGUIRMOS AS NOSSAS LUZES. E NAQUELA NOITE A ÁRVORE SE ACENDEU E FOI UM DELÍRIO. TÍNHAMOS CAÇADO CENTENAS DE VAGA-LUMES."

IGNÁCIO DE LOYOLA BRANDÃO

CRÔNICAS

PARA LER NA ESCOLA

4ª reimpressão

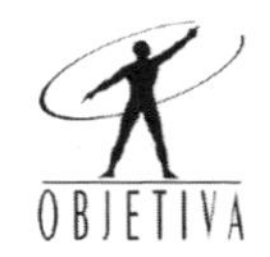

Grafia atualizada segundo o Acordo Ortográfico da Língua Portuguesa de 1990, que entrou em vigor no Brasil em 2009.

Capa e projeto gráfico
Crama Design Estratégico

Imagem de capa
André Brandão

Coordenação editorial
Isa Pessôa

Produção editorial
Maryanne Linz

Pré-seleção de textos
João Bosco Brandão

Produção gráfica
Marcelo Xavier

Revisão
Cristiane Pacanowski
Rita Godoy
Joana Milli

CIP-Brasil. Catalogação-na-fonte
Sindicato Nacional dos Editores de Livros, RJ

B817i
Brandão, Ignácio de Loyola
Crônicas para ler na escola / Ignácio de Loyola Brandão ; seleção e apresentação Regina Zilberman. – 2ª ed. – Rio de Janeiro : Objetiva, 2010.
(Para ler na escola)

152p.
ISBN 978-85-7302-961-1

1. Crônica brasileira. I. Zilberman, Regina, 1948-. II. Título. III. Série.

09-6567 CDD: 869.98
CDU: 821.134.3(81)-8

[2016]

EDITORA SCHWARCZ S.A.
Praça Floriano, 19 — Sala 3001
20031-050 — Rio de Janeiro — RJ
Telefone: (21) 3993-7510
www.objetiva.com.br

IGNÁCIO DE LOYOLA BRANDÃO

CRÔNICAS

PARA LER NA ESCOLA

SELEÇÃO REGINA ZILBERMAN

Sumário

Memória

Apresentação

Ignácio de Loyola Brandão é o que pode se designar, com convicção, um escritor completo. Mestre da narrativa, ele é autor dos laureados contos de *Pega Ele, Silêncio*, de romances do porte de *Zero* e *Não Verás País Nenhum* e de histórias destinadas ao público jovem, como *O Menino que Vendia Palavras*, que, em 2008, recebeu o prestigiado Prêmio Jabuti de Melhor Ficção. Em *O Verde Violentou o Muro*, relata os acontecimentos vividos na Alemanha por ocasião da derrubada do muro que dividia a cidade de Berlim e separava uma nação em dois países rivais. Igualmente obra de testemunho e de natureza autobiográfica é *Veia Bailarina*. Mas Ignácio de Loyola Brandão não deixou o teatro de lado, lançando, em 2005, *A Última Viagem de Borges*, peça encenada no mesmo ano.

Se Ignácio de Loyola Brandão é responsável por uma prosa tão variada, que se espraia em distintos gêneros narrativos, por outro lado, ele é dono de uma obra literária coerente e unitária, na qual predomina uma perspectiva crítica e consciente diante dos problemas do Brasil de nossos dias. Lendo seus contos, romances, testemunhos, temos a oportunidade de conhecer em profundidade o país que habitamos, preparando-nos a cada página para adequadamente interpretá-lo e, assim, buscar melhorá-lo.

Não é diferente o que se passa em suas crônicas. Nas que estão aqui reunidas, deparamo-nos também com as contradições e problemas do mundo moderno, em especial da sociedade brasileira, que o escritor procura entender e representar.

Para chegar a esse resultado, o cronista perambula pela cidade, cruza suas ruas e depara-se com cenas insólitas que registra nos textos: uma mulher arrumando seus cabelos em plena calçada, duas mendigas com celulares em suas sacolas, que não usam por não saberem exatamente para que serve, um homem que martela a própria cabeça. Essas pessoas não têm nome e, provavelmente, também não têm endereço. Quando moram em algum lugar próximo, como "A menina que queria visitar a tia", estranham o caminho, ignoram o nome das ruas, reportam apenas o número do apartamento onde trabalham.

Nem sempre as pessoas são inteiramente anônimas, sobretudo quando se identificam com espaços internos que podemos reconhecer: Cássio, por exemplo, amante de ginástica, passa seu tempo em academias. Contudo, ao perder o emprego, cogita assumir o serviço de lixeiro, pois eles são homens que, por carregarem peso, copiam, de certo modo, os exercícios físicos comuns aos atletas. Por sua vez, se o fizer, Cássio tornar-se-á outra das pessoas da rua, do espaço aberto, que o cronista encontra em seu andar.

Caminhante obsessivo, o cronista refere-se também aos prazeres que essa prática traz: em dia de chuva, prefere o espaço descoberto que lhe permite curtir a água que cai sobre seu corpo, as poças acumuladas, a sensação de liberdade. Nada substitui esse gosto, nem mesmo a generosa carona oferecida por um admirador. Da mesma maneira, aprecia ouvir fragmentos de conversas em restaurantes, escutar a confissão do porteiro que prefere a terça-feira aos outros dias da semana, a idosa que, por razões incompreensíveis, não suportava raios.

Por que Ignácio de Loyola Brandão pode manifestar sua preferência pelas pessoas que povoam suas crônicas, por cenários como canteiros de obras e ruas encharcadas, por conversas inacabadas? É que ele, como cronista da cidade, deseja ajudar-nos a decifrá-la no modo como a vida urbana passou a se caracterizar em nossos tempos.

Como sabemos, cidades sempre foram formadas por ruas e residências, habitadas por pessoas que moram em espaços fechados — suas casas — e transitam por espaços abertos — as ruas. Antigas ou bem recentes, todas as cidades se parecem, se pensamos nelas a partir dessas características gerais. Porém, na modernidade em que vivemos, as cidades se configuram de modo muito próprio, que podemos identificar seja no lugar que habitamos, seja naqueles que, por força de viagens, por exemplo, alcançamos. As ruas se ampliaram, convertendo-se em grandes avenidas, bulevares, alamedas e perimetrais; quando não estão apinhadas de veículos, estão cheias de gente, seres anônimos, embora singulares, pois cada um se caracteriza por uma série de particularidades que notamos, embora nem sempre saibamos dizer quais são.

Esse é o universo que Ignácio traduz em grande parte de suas crônicas. De uma parte, ele mostra como é esse mundo moderno em que vivemos, não só para denunciar seus problemas, mas para chamar nossa atenção para a peculiaridade de cada um. Afinal, ninguém gosta de se apagar na multidão, de ser apenas mais um número na contabilidade geral do planeta. E Ignácio, em suas crônicas, isola do conjunto esse indivíduo único que atrai seu olhar, ajuda-nos a enxergar o outro, mesmo quando esse "outro" é ele mesmo, andando na chuva sem proteção, conversando com o menino que tem um besouro que abre portas, ou procurando entender como carregar um enorme cachorro no inadequado elevador do edifício onde mora, já que é preciso obedecer às novas regras do condomínio.

O fato, porém, de o cronista valer-se de seu olhar privilegiado para identificar, na multidão, figuras humanas que se tornam matéria de seu texto não significa que ele se maravilhe com o mundo moderno. Pelo contrário, o simples fato de destacar da multidão esses seres anônimos sugere de antemão que ele está ciente de que nem sempre reparamos nas pessoas que nos cercam, nas ações dos que estão próximos de nós, nas palavras que ouvimos. Essa circunstância aponta para a grande solidão em que vivemos.

Eis aí a grande contradição do mundo contemporâneo que as crônicas urbanas de Ignácio de Loyola Brandão desvelam: quanto mais mergulhados na multidão, quanto mais imiscuídos na vida de grandes cidades, superpovoadas e movimentadas, mais solitários estamos. Em uma das crônicas, um homem, em um hotel em Belo Horizonte, fala ao telefone com a mensagem gravada que, de minuto em minuto, anuncia a hora atual. Em outra, um rapaz desabafa para uma pessoa que lhe oferecera produtos por telemarketing. Na madrugada, outro homem lê anúncios classificados que permutam objetos; e, nessa curta história, temos, nos objetos abandonados por seus proprietários, a expressão mais completa de sua solidão.

Anúncios classificados, telemarketing, mensagens gravadas — eis um conjunto de formas de comunicação típicas da vida moderna, características do universo da tecnologia e da mecanização. Nada é tão pouco humano, e é essa perda da humanidade que as crônicas lamentam, situação que se repete mesmo nos gestos e práticas cotidianas, como o de ir a uma farmácia, onde, segundo o cronista, todos são tratados de modo impessoal, indiferente e, até poderíamos dizer, robotizado.

Nem tudo, porém, está perdido, e lê-se nas entrelinhas dos textos o modo bem-humorado como as questões da vida moderna são encaradas. O cronista procura valorizar as figuras humanas que encontra, expressando de maneira carinhosa seus gestos, reações e personalidade. É por destacar a individualidade de cada um que ele mostra ser possível não apenas exibir as cenas urbanas, mas simpatizar com suas personagens e com as situações que são, afinal de contas, as que experimentamos diariamente.

Não são os passeios pelas ruas ou os encontros com pessoas extraordinárias os únicos assuntos das crônicas de Ignácio de Loyola Brandão. Até porque ele faz outra importante caminhada — pelo passado, conduzido por sua memória.

A travessia da memória é, ao contrário do percurso pela cidade, extremamente pessoal. O cronista escolhe assistir a um filme à tarde, em pleno horário de trabalho, porque o cinema lhe traz recordações das grandes salas de espetáculos de outrora. Em uma feira de antiguidades, reencontra os pratos em que eram servidas as refeições nas viagens de trem que ligavam Araraquara, cidade natal do cronista, a São Paulo.

As lembranças movem várias crônicas, que revelam os momentos especiais do passado do escritor: os rituais da Semana Santa, os presentes de Natal, o brilho luminoso de Araraquara graças à competência do técnico que instalava as lâmpadas na praça central da cidade por ocasião do Ano-novo, o hábito de encapar os cadernos a serem usados durante o ano escolar. Franqueando o acesso à sua memória, o cronista se expõe para o leitor, que, diante dessas vivências, convive melhor com o indivíduo que está atrás do texto que lê.

Essas recordações não dizem respeito apenas à infância do cronista ou às experiências vividas na Araraquara de outros tempos. Relembrando o período em que residiu em Berlim, à época dividida em duas cidades separadas por um muro, Ignácio de Loyola refere-se a acontecimentos por que passou na idade adulta, em crônica tão memorialista como as demais que lhe fazem companhia. Mas essa crônica em especial revela o papel que tem a memória nos textos do autor: ela serve para guardar o que não mais existe. Assim como a ferrovia mudou, e os natais não são mais os mesmos, Berlim é hoje uma cidade diversa da que ele conheceu. Contudo, nada disso desapareceu, porque a memória registrou cada fato, lugar ou indivíduo, e transferiu-os para os textos que lemos, mantendo-os vivos enquanto tivermos acesso a eles.

Em uma de suas crônicas, Ignácio de Loyola refere-se à biblioteca em que se encontra uma "sala dos livros mortos". A personagem dessa história é a bibliotecária que, sempre que pode, busca um livro naquela sala, para lê-lo, com isso restaurando a vida dessas obras até então abandonadas.

Essa narrativa, de certo modo, sintetiza o significado da memória na vida e nas crônicas de Ignácio de Loyola Brandão. Tal como a bibliotecária, ele recorre às suas lembranças e, de lá, traz o mundo que elas conservaram, mostrando-o vivo e palpitante. Assim, ele pode passear por suas recordações, da mesma maneira como faz a travessia da cidade moderna.

A memória é a cidade localizada na intimidade do cronista. E nós, leitores, somos os transeuntes privilegiados desse mundo fabuloso.

REGINA ZILBERMAN

Cenas urbanas

A menina que queria visitar a tia

A menina, conversando com a jornaleira, na manhã de domingo, tinha o ar desamparado. Revolvia, com nervosismo, um lenço com as pontas amarradas, dentro do qual eu adivinhava notas amassadas.

— O senhor sabe onde é a Vila Prudente?

— Mais ou menos. Por quê?

— Quero ir lá, visitar minha tia.

— Acho que fica para os lados do Ipiranga — arrisquei, na hora, sem ter a mínima certeza. Quem é que tem certeza das coisas, às sete e meia da manhã de domingo?

— E onde é o Ipiranga?

— Você não conhece São Paulo?

— Não.

— Está passeando por aqui?

— Não, estou trabalhando.

— Faz tempo?

— Quinze dias.

— Veio de onde?

— De Ourinhos.

— Trabalha onde?

— Ali na casa da minha patroa.

— E onde é?

— Ali na Consolação.

— Sabe andar de ônibus?

— Nunca andei. Não sei ler.

— Está ficando difícil. Não tem nenhuma amiga que possa te levar até lá?

— Não conheço ninguém.

— Sabe chegar ao parque Dom Pedro? O ônibus para Vila Prudente sai de lá. Chegando, alguém te informa.

— Não sei onde é o parque.

— Ao menos, tem o endereço de sua tia?

— Está aqui numa carta que ela escreveu para minha mãe. Quando vim, minha mãe me deu a carta.

Ela abriu o lenço amarfanhado, retirou uma folha de papel de caderno amarelada. Uma letra irregular, de primário, dava notícias da família e informava o endereço, rua Fabiano Alves.

— Agora já facilita mais. Vamos apanhar um guia da cidade e tentar te ajudar.

Mas a jornaleira não tinha nenhum guia. De repente, acordei. Peguei a carta novamente, fui olhar a data. A carta era de 1955.

— Sabe quantos anos tem esta carta?

— Não. Quantos?

— Vinte e seis anos, menina. A carta é mais velha do que você. Quantos anos você tem?

— Dezessete.

— Ih, ainda por cima é de menor — disse a jornaleira.

— Quem garante que sua tia ainda mora nesse endereço?

— E se eu chegar por lá e for perguntando? Ela se chama Aparecida.

— Pretende correr a Vila Prudente inteira perguntando?

— O que custa?

— Você tem razão. O que custa? Quando a gente tem vontade.

Num instante até me bateu uma sensação absurda. De que se largasse aquela menina em qualquer parte da Vila Prudente, ela encontraria sua tia. Me lembrava do matuto cujo filho foi estudar em São Paulo. Um dia, o pai mandou uma carta, sobrescritada: Ao Meu Filho. São Paulo. A carta ficou na posta-restante do correio central. Uma tarde, um garotão com cara de caipira bateu na posta: Sabe aí se tem carta do meu pai? E o funcionário do correio não teve dúvidas: Tem. Entregou. Era mesmo dele.

— Acho que você devia fazer uma coisa. Voltar para a casa de sua patroa, se acostumar um pouco com a cidade, tentar saber de sua mãe se a sua tia ainda mora no mesmo lugar. E depois tentar achar.

— Mas eu queria tanto ver minha tia hoje. Estou sozinha, não tenho com quem conversar, ninguém que goste de mim.

— Mas, fazer o quê?

— Acho que vou voltar.

— Onde mora sua patroa?

— Ali, no 21.

— Consolação 21? Então é lá embaixo.

— 21 é o número do apartamento.

— E o número do prédio?

— Não sei.

E o febrífugo não passa de um antitérmico

O dentista me passou a receita de remédio para ajudar a cicatrizar melhor uma pequena cirurgia. Parei na primeira farmácia. Aliás, uma grande farmácia, pertencente a uma dessas redes. Farmácia se tornou supermercado. A gente entra, recebe cestinha, procura os remédios nas gôndolas. E importamos o costume norte-americano de drugstore. Tem de tudo, de remédios a bolachas, leite em pó, calcinhas e sutiãs, refrigerantes. Aguardem: cachorro-quente!

Pois o bem jovem que me serviu apanhou a receita, olhou, reolhou e perguntou:

— O que está escrito aqui?

— O nome do remédio.

— Sei, mas qual é o remédio?

— Você é quem tem de saber.

— Mas como vou saber, se não entendo a letra?

— Acho que deve ser... Periogard... Isto? Existe um remédio com esse nome?

— Vou ver.

Ele foi. Olhou o que foi possível no P. E voltou.

— Não temos.

— Acabou ou está em falta?

— Está em falta.

Deixei por isso mesmo e continuei. Parei na próxima. Também o jovem olhou, reolhou, cochichou com outro que deu uma vista na receita.

— Não temos.

— Que remédio mesmo é?

— É esse que está escrito aí.

— Sei. Mas não entendo letra de médico.

— Nem eu. Por que não escreveu à máquina?

Continuei mais um pouco, mas desisti. E fui para casa, pensando naqueles tempos em que o farmacêutico lia qualquer letra. E os médicos pareciam fazer de propósito aqueles garranchos, para colocar à prova o pobre boticário. Que, por sua vez, não dava o braço a torcer. Olhava, e sabia o medicamento. Pode ser que muita gente tenha tomado aquilo que o farmacêutico entendeu e que nem sempre correspondia ao prescrito. Mas, era batata, não falhava. Em Araraquara, de vez em quando, a professora apanhava a prova de um aluno:

— Que letrinha, hein? Vai ser médico? O que pensa? Que o professor é farmacêutico?

Eram duas castas bem estabelecidas. Os médicos com as letras ruins e os farmacêuticos que decifravam tudo, champolions dedicados. Muitas vezes imaginei que houvesse um conluio, principalmente quando se deixava a receita para aviar. Na calada da noite, o farmacêutico batendo à porta do médico e pedindo: "Socorro, doutor. Pode me decifrar as receitas de hoje?" E lá ficavam os dois, labutando.

Hoje, médicos usam computadores. E as farmácias têm tantos, mas tantos remédios, que é impossível se guardar o nome de todos. Há pilhas de listas, grossíssimas. Ou o povo anda muito doente ou o melhor negócio do mundo é montar um laboratório e em seguida uma farmácia.

Uma academia na madrugada

Cássio cresceu como a geração de academias, praticando fitness, pilates e todas as modalidades existentes de filosofias e conceitos destinados a preservar o físico, o condicionamento, a saúde, o corpo moldado, bombado. Boa gente o Cássio, com um único inconveniente. Vai à balada hoje? Não, amanhã tenho academia bem cedo. Vai ao velório do Waldemar? Não, é bem na hora da academia. Vai à manifestação da nossa categoria pelo aumento do bônus? Não vai dar, é bem na hora da academia! Vamos ao casamento da Berenice com o João? Não posso, começo uma série de exercícios com um trainer americano. Assim, a vida foi passando e o Cássio na academia, rejubilando-se com cada novo aparelho inventado e importado, cada exercício criado por uma celebridade desse mundo todo particular, dessa religião dos tempos atuais.

Quantos anos você me dá? Sempre é a pergunta recorrente do Cássio, minutos depois de ter sido apresentado a uma pessoa. Ele dá um jeito de conduzir a conversação para esse lado.

— 28, no máximo, diz o sujeito.

— Tente uma vez mais.

— Para cima ou para baixo?

— Para cima!

Como as pessoas são gentis, vão apalpando, uma pergunta dessas sempre é saia justa.

— Está bem. Mas não vá me dizer que tem mais de 31!

— Errou por 10.

— Não me diga que tem 21?

— Pode até parecer, sei disso. Mas tenho 41.

— Não acredito mesmo! 41.

A história de Cássio é diferente de uma que ouvi anos atrás no Rio de Janeiro. Um grupo de fisicultores andava pela praia, observando as pessoas que entravam no mar, tomavam sol, jogavam vôlei, futebol, frescobol, esbanjando saúde. De repente, deram com um velhinho enrugado, cabelos brancos que, acabada uma partida de vôlei, deu um mergulho, pegou uma raquete, jogou meia hora de frescobol, correu pela praia, bateu uma bola, lépido. Não se contiveram, foram até ele.

— O senhor é o maior exemplo de pessoa saudável, disposta, bem de vida, de bem com a vida. E nessa idade! Deve ter orgulho de fazer tudo isso nessa idade.

— Pois tenho mesmo.

— E pode nos dizer a sua idade?

— Quanto me dão?

— Pelos cabelos, jeito da pele, essas ruguinhas, eu daria 66.

Outro disse:

— Não, não! 60.

— Ninguém acertou. Tenho 23 anos.

No entanto, a vida de Cássio mudou de uma semana para a outra com a crise econômica mundial. A empresa em que ele trabalhava fechou, ele se viu desempregado, sem indenização, sem fundo de garantia (porque os donos fugiram para uma ilha fiscal) e os investimentos que tinha no banco dependiam das ações da bolsa, tudo despencou, em meses ele se viu na sarjeta. Contornou tudo, menos a academia, que proibiu sua entrada no segundo mês de inadimplência. Cássio mergulhou em desespero. Somente quem faz exercícios há tantos anos sabe o que significa a abstinência, o passar pela frente da academia e ver pelas janelas (repararam que as academias parecem showroom, todo mundo fazendo exercícios à vista do público?) o pessoal se exercitando provocava dores e angústias. "Será que inventaram um novo exercício? Terá um aparelho de última geração?", pensava ele com fixação, sonhando, tendo pesadelos. Ele nos contava dessa tragédia. Não adiantava correr por conta própria, gostava da esteira. Fazer abdominais sozinho? E os ruídos da academia, aquelas músicas típicas, a voz dos instrutores, a atmosfera que excitava? Cássio tornou-se infeliz.

Certa madrugada, estávamos em um bar, comemorando o Natal, ainda que o Cássio, nosso convidado, dissesse não ter nada a comemorar. Então ouvimos um barulho característico e gritos, bater de latas. Vimos um ritual que acontece todas as noites e madrugadas pela cidade. Feriado ou não, com chuva e frio ou não. Um pensamento comum ocorreu e circulou pelas mentes como telepatia e nos entreolhamos. Gritamos:

— Cássio, você está salvo.

— Salvo? Como? Por quê?

— Encontramos a solução. Você vai fazer ginástica e ainda ganhar salário. Está aí uma proposta para o início do ano.

— Qual é o milagre?

— Está à sua frente.

— À minha frente estão os lixeiros.

— Exato. Olhe como trabalham. É coisa para você. Vamos te arranjar esse emprego.

O caminhão do lixo corria e os lixeiros em uniformes laranja corriam atrás, apanhando sacos de todos os tamanhos, erguendo, levando até o caminhão, que nunca para, é infernal. Às vezes, o veículo acelera. Fazer exercícios e ainda ganhar. O que correm todas as noites, o preparo que precisam ter, o peso que carregam os lixeiros. Sem um respiro, um segundo de descanso. Precisam usar aparelhos, ferros, halteres? Que nada! Sacos de lixo. Devem ter músculos e mais músculos. De correr, correr, correr, gritar, apanhar saco, se mandar atrás do caminhão. Pergunte a um lixeiro se algum dia ele frequentou academia. Para quê? A academia é o caminhão e o personal é o motorista que anda, corre, acelera, puxa por todo mundo.

— Isso não é vida.

— É. O pior é que é. E você, Cássio, reclama...

A sala dos livros mortos

No seu primeiro dia como funcionária daquela biblioteca pública, Ana Lygia foi levada pela diretora para conhecer o prédio. Subiram e desceram escadas, o elevador há muito tinha sido desativado por falta de verba de manutenção, por sorte eram apenas três andares, mais o porão. Secretaria, diretoria e salas e salas repletas de livros em estantes de metal, uma pequena sala de convívio, uma saleta para os jornais. Existia até uma quantidade razoável de volumes, ainda que o acervo estivesse desatualizado em relação à atual literatura brasileira. Quanto à mundial, a atualização era sentida pelos best-sellers, por aqueles que tinham sido os mais vendidos nas revistas semanais. Finalmente, desceram ao porão, havia montes de caixas com doações de livros ainda em fase de estudos, o que valia e o que não valia a pena, porque os doadores em geral entregam à biblioteca o que não querem em casa e o que ninguém quer e não presta para nada. Duas saletas com material de limpeza e uma sala com porta de ferro, trancada.

— E aqui?

— Ninguém entra. É a sala dos mortos.

— Mortos?

— Sim, a sala dos livros retirados de circulação.

— Retirados? E qual o critério?

— Se em cinco anos ninguém retirou o livro, ele é descartado do mundo dos livros vivos.

— E ficam aqui? Quanto tempo?

— Para sempre.

— Não podem ser doados a outras bibliotecas, ao público? Avisam: quem quiser livros venha buscar? Assim talvez continuem vivos!

— A lei não permite. É um bem público. Pertence ao patrimônio. É a situação mais complicada que existe, porque a burocracia impede essa doação, é preciso montar um processo jurídico e, como todo processo jurídico, se eterniza. Nem vale a pena, o melhor é esquecer.

— Posso ver a sala?

— Melhor não entrar. Aliás, tem um problema, a chave foi perdida, para mandar fazer outra monta-se um processo administrativo.

— Talvez tenha livros interessantes que eu queira ler.

— Não adianta, a lei diz que devemos inutilizar. Quando o livro vem para cá, tem uma determinada página arrancada, ou duas, uma do começo, outra do final.

Leitora desde a infância, Ana Lygia lembrou-se do Barba-azul e do famoso cômodo no qual suas esposas não podiam entrar e quando entravam eram assassinadas. Sua curiosidade aumentou. Ela começou a trabalhar e meses mais tarde foi designada para um plantão de domingo, uma experiência nova. Aconteceu de ser dia chuvoso e ninguém foi à biblioteca. Ana Lygia lembrou-se da sala dos mortos, desceu, experimentou, trancada. Subiu, perguntou a uma auxiliar se sabia onde estava a chave, ela apontou para uma gaveta, disse que ali havia umas cem chaves, talvez fosse uma delas. Ana Lygia colocou-as em uma caixa e desceu. Começou a experimentar uma a uma.

Algumas ela descartou pelo tamanho, outras entravam, não giravam, ela não forçava, com medo de quebrar. Exercício de paciência. Também, ela não tinha nada a fazer. Finalmente, a chave 83 funcionou. Veio de dentro um cheiro abafado de mofo e umidade, ela abriu totalmente a porta, esperou. Procurou o interruptor e uma luz amarelada inundou o cômodo de fantasmas. Havia pilhas de livros amontoados até o teto. E, em volta, junto à parede, uma coleção de extintores de incêndio. Contou 35, cada um de um modelo, percebeu que alguns eram velhos, outros pré-históricos. Poderiam ser alinhados em um museu, ali estava a evolução dos extintores, os mais antigos enormes, desajeitados, para manobrar aquilo seriam necessárias duas pessoas.

Havia ainda relógios de ponto, alguns estapafúrdios, palavra que ela associou à idade do equipamento. Também fariam o encanto do velho Dimas de Melo Pimenta, um ícone da relojoaria nesta cidade. Ela experimentou mexer nas alavancas, umas travadas pela ferrugem, outras funcionaram com um ruído seco. Quantos teriam sido pontuais, quantos o relógio teria punido? Gostava de imaginar coisas assim, afinal, havia um quê de ficcionista dentro dela, daí sua paixão pelos livros e por ter escolhido a profissão. Ana Lygia percorreu aquele porão empoeirado contemplando escovas, vassouras, rodos, baldes furados, panos de chão podres, latas de cera, tubos de desinfetantes, detergentes, latas com pedacinhos de sabão, escovões. Nossa, há quantas décadas o escovão desapareceu da cena doméstica, quem ainda encera a casa? Tudo que devia ser descartado, porém era impossível, tratava-se de patrimônio.

Afinal, dedicou-se aos livros. Estendeu a mão, curiosa, puxou um. *A Menina Morta*, de Cornélio Penna. Puxa, esqueceram o Cornélio? Ninguém o leu por cinco anos? Foi folheando, livro grosso, talvez isso tenha assustado. Lendo. De repente percebeu a página arrancada.

Apanhou outro livro, *A Montanha Mágica*, de Thomas Mann. E José de Alencar, Lúcio Cardoso, Ibiapaba Martins, Osman Lins, Mário Donato (puxa, fez tanto sucesso nos anos 50), José Geraldo Vieira, John dos Passos, Romain Gary, Malcolm Lowry, Oscar Wilde, Maria Alice Barroso. Todos mutilados. Apanhou um deles, escondeu debaixo da blusa. Levou para casa. Na biblioteca de um amigo encontrou um exemplar completo, digitou a página faltante, colou dentro do volume doente. A cada semana, leva um embora, recupera. Ela imagina que em alguns anos terá recuperado todos. Leva para bibliotecas comunitárias, existem várias. A simples ideia de ver um livro reciclado, ou queimado, a deixa doente. Mais fácil comprar outro? Sim. Mas e o prazer de salvar um livro?

Homem feliz na chuva

Estou me lembrando agora de uma história que sempre me encantou. Voltava para casa, quando caiu uma chuva das 4 da tarde. Violenta, tinha até granizo. Em volta, as pessoas corriam para se abrigar. Meu primeiro impulso foi correr também. Súbito, me contive. Para que correr? Estava a caminho de casa, textos me esperando, prazos a cumprir. Vivemos cercados por obrigações, compromissos, sempre perseguidos por horários determinados pelas conveniências dos outros. As nossas sempre podem esperar. Vou tomar chuva, decidi.

Continuei, debaixo da tempestade. Em um minuto, a camiseta molhada, calças ensopadas, bolsos cheios de água. Não estava de sapato e sim com uma sandália havaiana, muito brega. Andei devagar, deixando-me molhar mais e mais, até que não havia um milímetro de meu corpo que não estivesse tomado pelas águas. Elas escorriam da cabeça, dos ombros, braços. Frias, estimulantes. Quatro e meia da tarde, pleno dia da semana e eu na chuva. Essa sensação só as crianças sabem o que é, os adultos perderam.

Pensando em criança, tomei outra resolução. Me meti na enxurrada que descia grossa a rua Haddock Lobo. A esta altura, as primeiras águas tinham arrastado a sujeira, de modo que a enxurrada era límpida. Fui descendo, feliz da vida. Então, o carro esporte, importado, parou ao meu lado. O motorista abriu o vidro:

— Você é o Loyola, não é?

— Sou — respondi, contente por ter sido reconhecido até na chuva.

— Sobe aqui, te levo. Senão, vai ficar todo molhado.

— Já estou.

— Bem, sobe, não fica tomando essa chuva.

— Vou molhar todo o seu carro.

— Não faz mal, o carro a gente enxuga. Sobe, que isso vai te fazer mal.

Sujeito bom, querendo praticar uma boa ação. Mas falava como os pais e mães da gente, na infância. Não faça isto, não faça aquilo. Tudo fazia mal: andar na chuva, tomar leite com manga, olhar no espelho depois do almoço, tomar banho e sair na rua (entortava a boca), comer pepino e ir dormir. O motorista simpático era um homem de seus 30 anos, bem--vestido, gravata. O paletó dobrado com cuidado sobre o banco.

— Não vou entrar, não!

— Entra, não pode ficar na chuva.

Engraçado o condicionamento em que a gente vive. Não pode tomar chuva. Nem querendo.

— Não quero entrar, entende? É uma decisão.

— Prefere ficar molhado?

— Prefiro.

— Molhado do jeito que está, não te incomoda?

— Nem um pouco, está uma delícia. Já tomou chuva assim, de tarde?

— Nunca.

— Nem uma vez?

— Não sou louco!

— Nunca teve vontade?

— Bem, acho que tive.

— Venha experimentar. Olha, a água correndo, fazendo cócegas nos pés, acariciando as pernas. Estou quentinho por dentro. Parece que estou flutuando.

— Deve ser bom.

— Bom? É ótimo.

— Sua cara é feliz, você está mesmo contente por estar aí. É, acho que tem razão! Se molhar numa chuvarada destas. Até que seria um programa.

— É a liberdade, meu caro!

— Seria engraçado chegar pingando feito um pinto no escritório. Iam ficar assustados, me internar.

— Então, por que não vem?

— Não posso.

— Claro que pode. Encoste o carro, abra a porta e tome chuva.

— Não é fácil assim.

— Não é nada difícil. O que te segura?

— Já imaginou? Não dá. Posso querer, estou querendo, mas é impossível.

— Depende de você.

— Depende de muita coisa.

— Venha. Não quer vir?

— Quero, mas não posso.

— Falta coragem?

— Tenho coragem, o problema é outro.

— Qual é?

— Preciso voltar ao escritório, tenho uma reunião às 5. Um mundo de gente depende de mim.

— Chega molhado.

— E perco os clientes?

— Os clientes valem menos que a chuva.

— Mas um dia, tomo chuva.

E se foi. Seco e infeliz. Tenho certeza que naquela tarde um homem levemente inquieto, amargurado, presidiu uma importante reunião. Pensando talvez que seria melhor estar na chuva, os pés metidos na enxurrada, encharcando os mocassins italianos superengraxados. Quanto a mim, continuei pela chuva afora, tranquilo, livre e independente. E isso me custou apenas um ato de coragem. Me custou pouco, na verdade. Por alguns instantes, bastou dizer não a tudo o que é estabelecido.

O homem que amava a terça-feira

Entregou a garrafa de vinho ao porteiro.

— Para comemorar.

— Comemorar o que, doutor?

Sempre dizia doutor. Gente simples continua a tratar os outros por doutor neste país.

— A terça-feira.

— O que tem de especial a terça-feira?

— É uma terça-feira e acontece apenas uma vez na semana.

— Verdade.

— Nunca mais, nesta semana, haverá outra terça-feira.

O porteiro não entendia. Ficava com o pé atrás, não sabia se o homem estava gozando ou não. Era um senhor respeitado no prédio, pedicuro de renome, conhecia os pés de todas as mulheres das redondezas. "Já afaguei todos os pés das mulheres do bairro", confessava ele em tom de confidência, pedindo segredo. "As mulheres ficam loucas quando encontram alguém que sabe acariciar os pés. É uma arte chinesa." Lamentava-se que homens não frequentassem o salão, por preconceito. O porteiro tinha poucos argumentos.

— O que é isso? Toda semana tem somente uma terça-feira.

— O senhor acha justo um dia tão bom existir apenas uma vez?

— A quarta-feira não é boa para o senhor?

— A quarta-feira? Quarta-feira? Não me fale nela. Detesto quartas-feiras.

— Por quê? O que fizeram de mal?

— Não são terça-feira. Há apenas um único dia em que se pode ser feliz. A terça.

O pedicuro vivia obcecado com o tema da felicidade. Considerava que estava sendo cada vez mais difícil ser feliz no mundo. Ninguém pensava muito nisso, aqui estava o problema. Todos procurando resolver questões monetárias esqueciam-se de coisas simples, ao alcance da mão. Cada um conhece a sua simplicidade. Não é a mesma coisa para o intelectual nem para o engenheiro nem para o ascensorista nem para o soldador de portas de aço nem para o programador informático nem para a vendedora de flores.

Até a vendedora! Dia desses, o pedicuro tinha parado na banca, olhando camélias, cravos, flores-do-campo. Era um momento do dia em que se sentia feliz, dominado pelos cheiros sufocantes, pela variedade de plantas, pelas cores exuberantes. Atreveu-se, certo dia, a comentar:

— Invejo o seu trabalho. Sempre em meio às flores.

— Venha para o meu lugar!

— Não gosta do trabalho?

— Gostar? Olhe minhas mãos! Como estão de espinhos, de cortar hastes. O dia inteiro sentindo esse cheiro. Por que as flores cheiram?

— Porque é de sua natureza!

— Além do mais, ninguém quer comprar flores. É coisa antiquada. Já viu algum jovem dar flor à namorada? No dia dos namorados, tentei fazer uma promoção. Sabe o que me disseram? Coisa mais careta dar flor. Vou dar um CD. Um jeans. Um tênis.

— Sempre tem alguém que compra.

— Quando comecei, imaginei que em um ano teria duas bancas, em dois anos dobraria tudo. Meu sonho era ganhar dinheiro com as flores.

— Não dá para viver?

— Mal e mal.

— Paga sua casa, come, educa os filhos?

— E o meu carro? Não sonho com um carro? E uma casa na praia? Um sitiozinho? Os meninos precisam de motos. Acha que dá para viver sem um computador? Tem que ser um para cada um. As roupas? Sapato para o dia a dia, sapato social, sandálias. Camisas, camisetas, bermudas. Relógios. Hoje, tem que ter pelo menos dois ou três diferentes. Para não se ficar por baixo. É difícil ser jovem. Tem o som, os discos, as músicas mudam a cada semana, toda hora tem um sucesso novo, é preciso comprar o sucesso do dia, da hora, daqui a pouco vai ser do minuto. A gente fica nervosa, correndo. Correndo atrás do tempo e das coisas que têm de ser na hora, nesta hora. Porque dentro de uma hora muda. E, se muda, a gente fica para trás e, se fica para trás, fica longe de tudo. O mundo anda rápido, não acompanho. Ainda mais vendendo flores.

— O que a senhora gostaria de fazer?

— Não sei. Vender importados nas esquinas é bom negócio. Mas tem uma quadrilha de fiscais que domina, é preciso pagar comissão, proteção, aluguel dos pontos. Não é qualquer ponto, não! Tem esquina nesta cidade que custa caríssimo. Sabe o que meu marido quer fazer?

— Não tenho ideia.

— Casas.

— Construir casas? Vocês têm dinheiro?

— Emprestamos para a primeira. Depois, é fácil.

— Como fácil?

— Começamos a primeira, vendemos a segunda, começamos a segunda. Tudo em prestações. Começamos uma terceira, e vamos rodando o dinheiro, fazendo casas, acabando uma aqui, outra ali, construindo cinco, seis, dez, vinte, cem. Rolando dinheiro daqui para lá, guardando um pouco para nós, e pronto. Ficamos ricos. Meu marido estudou bem, leu os jornais. Viu aquela construtora enorme que deu o golpe em 40 mil pessoas? Estão todos à la fresca!

O pedicuro vivia inconformado desde esse encontro com a vendedora de flores. Diga-se de passagem que ele era um nostálgico, tinha-se apaixonado pela vendedora de flores daquele filme antigo, *Luzes da Cidade*, do Chaplin. Idealizava a profissão, esquecido de que neste mundo o que impera é a dureza. Até vendedor de flor compete, briga, batalha, sem poesia, lirismos, flor é produto sujeito ao mercado, à concorrência.

No fundo, ele estava cansado de viver num mundo em que tudo era marketing, comércio, dinheiro. Em que as pessoas estavam se tornando duras, fechadas em si mesmas. Pois o pedicuro não tinha passado dois dias trancado em casa, depois de uma cena corriqueira? Vinha pela rua quando viu um grupo de crianças abrindo embalagens de chocolates e sorvetes e jogando na calçada. Chamou a atenção:

— Não devem fazer isso! Olhem ali! O lixo. Por que não jogam o lixo no cesto?

Os estudantes ficaram surpresos. Depois se entreolharam, como se observassem um marciano. Começaram a rir, às gargalhadas.

— Pô, velho! Qual é a tua? O que tem com isso? Vai pro asilo. A gente joga o que a gente quer, onde quer. Olhe só!

Abriram as malas do colégio, e o adesivo plástico nelas colado indicava um bom colégio. Tiraram cadernos, arrancaram folhas, amassaram e atiraram na rua.

— Vai catar! Joga no lixo! Quer a cidade limpa? Limpa você, babacão!

Agora, o pedicuro está parado diante do porteiro. Em silêncio. Porque o porteiro acabou de colocar uma questão e ele não sabe o que dizer.

— Pois saiba! Sempre fui feliz às segundas-feiras.

— Não pode ser, o 2 não é bom número, bom é o 3. A santíssima trindade, os três ciclos da vida, os três reis magos, o céu, a terra e o inferno, o pai, a mãe e o filho, o nascimento, o crescimento, a morte.

— Não sei nada disso. Gosto é da segunda-feira. Nela me casei.

— Casar é ser feliz?

— Não estou preocupado em ser feliz. Estou preocupado em viver.

— Viver? E o que é viver?

— Quer saber de uma coisa? Leve o seu vinho, leve embora! Comemora com outro a terça-feira.

Agora, no salão, o pedicuro lixa os pés de uma senhora, a mais respeitável do bairro. Pensando se decepa todos os dedos dela. Gostaria, primeiro, de arrancar as unhas, uma a uma, com um alicate.

Solidão em Belo Horizonte

Discava 130. Perguntava:

— Pode me dizer que horas são, gracinha?

A telefonista imperturbável:

— 23 horas e 23 minutos.

E ele:

— Desculpe-me, não entendi bem. Pode repetir?

— 23 horas e 23 minutos.

— Obrigado. Muito obrigado. Me perdoa pedir para repetir. É que não ouço bem. Tenho um problema em um dos ouvidos. Um zumbido. O médico disse que vai ficar bom. Como?

— 23 horas e 24 minutos.

— Puxa já passou um minuto? Tenho que me apressar. Você me conhece, ligo todos os domingos a essa mesma hora. Sabe, a dona da pensão não gosta que a gente fique telefonando. Vigia muito. Ela só permite um telefonema por dia, três minutos no máximo. Será que é tão caro? No fim do mês ela desconta. Desconta? Aumenta na conta e não deixa ninguém ver. Cobra quanto quer. Cobra quanto quer. O quê?

— 23 horas e 25 minutos.

— Ah, ainda bem, hoje o tempo passa devagar, a gente pode conversar mais. Gosto muito de conversar com você. Me responde tudo, me trata muito bem. Outro dia liguei para uma moça. Estava no ônibus e ouvi quando ela deu o telefone para um sujeito. Anotei. Arrisquei ligar para ela. Mal-educada! Grosseira! Nem quis me ouvir. Me xingou de intrometido, de estar... como é mesmo que disse... invadindo a privacidade... o que é isso? Você sabe?

— 23 horas e 26 minutos.

— Não sou intrometido. Só queria conversar com alguém. Por que ela fez isso? Não estava abusando, não disse um palavrão! Juro. Sou supereducado. Respeitoso!

— 23 horas e 26 minutos.

— Você é gentil. Delicada comigo. Sempre me diz coisas agradáveis. Outro dia perguntei a hora para um sujeito na rua. Me deu um empurrão. Você, não! Está sempre me lembrando que o tempo passa e que a dona da pensão pode vir me dar um qual é. Todo mundo me dá um qual é! Não aguento mais. Hoje, estou aproveitando, ela está no quarto com o marido. Estava muito sorridente. Vai ver é porque o marido voltou. Quando volta, fica quatro dias, uma semana, a dona da pensão se amacia toda. Quando ele viaja, ela vai ficando nervosa, morde as unhas, come fio de cabelo. Já viu alguém comer fio de cabelo? É, ela arranca um por um, mastiga. Que gosto pode ter fio de cabelo? Você já mastigou um?

— 23 horas e 28 minutos.

— Nossa! Tenho medo de um dia você se zangar e não me responder mais. Por causa da surdez. Também não é culpa minha. Já trabalhou com britadeira?... Como?

— 23 horas e 29 minutos.

— Claro que não! Mulher não trabalha com britadeira. Não pense que sou burro, que não sei das coisas. É... que você me deixa nervoso, ansioso. Tem a voz tão bonita. Fico imaginando quantos anos tem. Sempre séria. Isso que me agrada em você, a seriedade, a calma, nada te perturba. Pois trabalhei com britadeira quando cheguei. Fiquei um ano, desisti, aí o ouvido já estava ruim, condenado. E ainda passava gente na rua e gritava: "Sai da frente com essa moto, baiano!" Moto! Queria ver um deles ficar uma hora, uma só com a britadeira na mão. Tó tó tó tó tó tó tó tó. O quê. Não está entendendo?

— 23 horas e 31 minutos.

— Como? Se eu estava cantando uma música? Não. Estava imitando o barulho da britadeira.

— 23 horas e 31 minutos.

— Repetiu. Obrigado. Hoje preciso muito falar com uma pessoa como você. Minha vontade é ligar todos os dias, todos. Contei para os amigos que converso com uma telefonista linda. Há quanto tempo nos falamos? Seis meses. Seis. Você é o meu único contentamento nessa cidade. Fico esperando o domingo à noite para te telefonar. Sei que a essa hora você me espera paciente, carinhosa. Dia desses vou te dar uma coisa que está aqui comigo. Aqui dentro, guardado, espere. Olha, a dona abriu a porta do quarto, preciso desligar. Boa noite, gracinha. Muito boa-noite para você. Tenha bons sonhos. Qualquer dia você me diz o nome? Diz mesmo?

— 23 horas e 32 minutos.

Um banco de jardim por um cobertor

Acordava às 2 da madrugada e saía da cama tentando fazer o mínimo de barulho, a mulher acordava com facilidade. Evandro ia para a sala, acendia a luz do abajur e retirava o pacote de jornais escondidos debaixo do sofá. Eram as páginas de anúncios classificados. Havia em um jornal popular uma seção de trocas. Procurava, sem encontrar, a troca que mudaria a sua vida. Pelos anúncios, todos do mesmo tamanho, ele constatava a imensa variedade de gostos, desgostos, buscas, insatisfações que corroem a humanidade. Alguns, ao propor a troca, revelavam os porquês. O mistério estava nos que nada diziam, somente ofereciam e pediam. Por que razão uma pessoa propunha um CD da linda e excelente Anne-Sophie Mutter em troca do *Flor da Paraíba*, de Elba Ramalho?

O que levava um homem a trocar uma coleção completa de James Joyce em inglês pelos romances de Alexandre Dumas? E a senhora que desejava os livros do Paulo Coelho, oferecendo os da Mônica Buonfiglio?

Estaria cansada dos magos e alquimistas, preferindo os anjos? Panelas de cozinha por uma prancha de surfe. Algum garotão de cabelos parafinados teria herdado uma bateria de cozinha com a morte da mãe? Essa fauna prefere cozinhar o corpo ao sol. Uma lanterna por um óculos. De que adianta iluminar a cena se os olhos estão cansados? Um par de alianças por uma passagem ao Rio de Janeiro. Quem vai usar alianças com o nome alheio? Ou serão resgatadas por um dentista e transformadas em ouro para a boca? Após anos nos dedos de um casal, o ouro se encerra na boca, indo com ela para o túmulo. Por que não pensarmos nos destinos das coisas, na trajetória dos objetos pessoais? Os anúncios, rápidos, sintéticos, se sucediam.

Amadeu quer trocar um cachorro bigle por um telefone.

Silvia troca um piano por uma centrífuga.

Clara dos Anjos quer trocar uma *Enciclopédia Barsa* por um faqueiro inoxidável.

José Amaro quer trocar meia dúzia de copos por um disco dos Beatles.

Assuntina quer trocar duas toalhas de crochê por um aparelho contra a surdez.

Deusdedit quer trocar uma lanterna de pilha por um quilo de feijão e um de açúcar.

Santa quer trocar uma bola de futebol por uns óculos escuros.

Luzia quer trocar um namorado moreno e baixo por um mulato alto.

Carlos Miguel quer trocar uma fotografia de Daniela Mercury por uma revista *Contigo* especial sobre o Skank.

Maria Fernanda troca uma lata de tinta a óleo ocre por uma de tinta terracota.

Silvia Maria quer trocar uma passagem de Itabira por uma passagem para Cerro Azul.

Maria Martha quer trocar gravatas italianas (do seu finado marido) por um par de sapatos.

Marinalva quer trocar uma caixa de Lexotan por uma máscara para dormir em avião.

Teresa quer trocar um par de meias azuis por um sutiã que levante os seios.

Adriano quer trocar cuecas Zorba médias por cuecas grandes, uma vez que engordou.

Zenaide quer trocar um apito de juiz (do ex-marido que fugiu com a centroavante do time feminino) por uma caneca de ágate de meio litro.

Carla Zenóbia quer trocar cem envelopes aéreos por um cinto com fivela prateada. Nunca mais quer escrever cartas, o seu namorado nunca respondeu e se casou com outra.

Ricardo quer trocar um telefone por um liquidificador com sete marchas. Perdeu os dentes, só pode tomar sucos e sopas.

Luiz Sérgio quer trocar listas telefônicas antigas por um volume do Paulo Coelho. As listas podem ser vendidas a peso. São mil listas.

Clarice quer trocar 200 prendedores de roupas por uma caixa de fitas de vídeo virgens.

Flávio quer trocar 13 garrafas de vinho por uma pulseira de couro. Tornou-se abstêmio.

José Pequeno quer trocar quatro pneus novos por uma bicicleta. Roubaram o carro, enquanto ele buscava os pneus na concessionária.

Andréa oferece um sofá por uma escada doméstica.

Cristina deseja um colar fantasia em troca de um par de sapatos de salto alto.

Sheila troca duas caixas de Modess por uma caixa de Norvasc 5, contra a hipertensão.

Maria Antônio quer dois potes de creme antirrugas. Oferece um litro de uísque puro malte.

Clélia quer um saquinho de farinha de amêndoa em troca de três saquinhos de farinha de pão feita em casa.

Luis Alberto tem quatro caixas de bombons Sonho de Valsa e aceita uma caixa de bombom Ferrero Rocher.

Acróstico oferece um chapéu-panamá legítimo em troca de um guarda-sol de praia estampado.

Virgilene se desfaz dos ingressos usados no show dos Rolling Stones (histórico para ela) pedindo ingressos usados do último show de Leandro.

Padre Osvaldo troca um par de sinos de bronze por uma motoneta simples, para que possa dar extrema-unção aos fiéis mais distantes.

Costureira dispõe de máquina de costura, porque todos no bairro só compram roupa feita nas lojas de departamentos. Quer cem Tele Senas para a próxima semana.

Felisberto oferece quatro livros de poesia em troca de um de autoajuda.

Marilene troca um banco de jardim por um cobertor. Foi despejada de sua casa e vai morar num cômodo de um cortiço.

Recém-casada troca duas tevês em branco e preto por um fogão. Vai se casar, quer cozinhar e não quer que o marido fique vendo tevê à noite, fique com ela.

E assim, Evandro passava horas lendo, avaliando, pensando, até que o sono o abatia ali mesmo no sofá, onde a mulher o encontrava. Antes de despertá-lo, quando o dia clareava, ela empurrava os jornais para baixo do móvel. À tarde, quando ele estivesse no bar com os amigos, ela leria os anúncios, sonhando. O marido ia para o quarto e ela para a cozinha, para fazer o café pensando que bem poderia trocar um marido insone por um que fizesse carinho, afagasse seu rosto, beijasse sua boca e dissesse, ao menos uma vez por mês — talvez de seis em seis meses —, eu te amo. Mas olhando em seus olhos.

O mistério da organização da vida

No carnaval, um grupo de amigas, todas dos tempos do Gracinha (para quem não sabe, é o Colégio Nossa Senhora das Graças, no Itaim), com amigos e namorados, desceu para Picinguaba, no litoral norte. Tinham uma casa emprestada e estavam se divertindo. Muito sol, muito protetor, os namorados por perto, andar na praia, pegar onda, tomar sorvetes e caipiroscas que ninguém é de ferro e baladas à noite. Soltos, relaxados, curtiam o sol, quando aparecia, quando vinha o tempo nublado ficavam em casa. Preparavam as comidas entre eles mesmos, não era uma dessas turmas consumistas. Além do mais, nesses períodos, padarias, bares, quiosques, lanchonetes, restaurantes, supermercados ficam superlotados. Para eles já bastara o congestionamento na descida, inevitável. Mas quando se tem 25 anos, curte-se de tudo. Eu mesmo, que hoje procuro conforto, certa vez, em Ilhabela, há décadas, com um grupo invadi um hotel em construção próximo ao aeroporto e dormi na cozinha em cima do fogão industrial, sobre uma chapa de ferro gelada, dura. E como dormi.

Determinado dia, a turminha de Picinguaba teve a ideia de passar para a Ilha das Couves. Foram de barco, tudo é aventura. A manhã transcorria serena quando Maria Rita, uma das jovens, sentiu uma picada forte na coxa esquerda. Bateu a mão, imaginou que fosse uma formiga, continuou a tomar sol. Não passou um minuto, ela sentiu os lábios incharem. O inchaço prosseguiu, tomou o rosto, os olhos começaram a fechar, como os de um boxeador esmurrado. As mãos se contraíram, Maria Rita se ergueu e tentou falar. Não conseguia. Ela sentia ainda que sua garganta começava a apertar também, ficou ansiosa. As amigas Marilia e Alice correram pela praia aos gritos:

— Tem um médico? Tem um médico?

Um senhor que caminhava em direção à água, máscara de mergulho nas mãos, parou:

— Sou médico. O que há?

— Nossa amiga está passando mal! Muito mal! Corra!

Eram dois passos. O médico olhou, perguntou, Maria Rita conseguiu dizer que sofrera uma picada e começara o inchaço. A esta altura, as duas mãos estavam crispadas, ela respirava com dificuldade. O médico, num salto, correu à barraca dele, apanhou um antialérgico. A jovem não soube dizer se foi um comprimido enfiado goela abaixo, ou se foi injeção. O inchaço prosseguia, gradual, e o médico preocupava-se com a garganta. Se fechasse a glote ela estaria perdida. Ele contando os segundos, olhando a reação. Minutos de suspense, todos calados, o homem nervoso, segurando a mão de Maria Rita que, apavorada, continuava a respirar mal. Sentia-se sufocada. Talvez o medo e a ansiedade complicassem a situação.

Então, as mãos começaram a voltar ao normal, a respiração também, a crise tinha passado. O médico suava e não era do calor, era da tensão.

— Está bem, agora?

— Sim — confirmou Maria Rita, percebendo que podia falar com um pouco mais de facilidade.

O médico disse aos amigos:

— Fiquem de olho, estarei ali na água, qualquer coisa corram, me chamem.

Todos ainda nervosos se abrigaram debaixo de um guarda-sol, Maria Rita melhorava, o inchaço estava cedendo, os olhos se abrindo, a respiração quase normal, ela apenas sentia-se fraca para andar. De repente, sentiu uma dor intensa no abdômen, como uma cólica insuportável, de gritar. Tentavam massagear a barriga, nada. Então, Marilia correu, mergulhou, deu com o médico. "Ele devia me achar uma louca", disse ela. "Estava ali olhando os peixes e todas aquelas coisas e eu apareci de repente com gestos desesperados na sua frente. Aí me reconheceu e me acompanhou."

Levaram Maria Rita para dentro da água fria. Provavelmente houve um leve choque térmico e a dor começou a esvair. Quando o médico viu que ela estava bem, trouxe um comprimido, mandou que tomasse. "Você já tomou um, em geral, um basta, mas é melhor garantir, tome outro e descanse. Você foi salva por alguns segundos. Segundos, não mais. Fechasse a glote, adeus! E nunca, mas nunca, deixe de levar um antialérgico consigo. Aliás, aconselho a todas vocês." Em casa, Maria Rita olhou, havia na sua coxa, rodeando a marca da picada e subindo até quase as costas, um vermelho quase roxo, intenso. Até agora não se sabe o que foi. Escorpião, aranha, inseto, formiga, um bicho de areia, uma cobrinha, dessas milimétricas? O quê? Quando todos voltaram à praia para saber o nome do médico e agradecer melhor, ele e a família tinham voltado ao continente.

Aqui em casa, por alguns dias perpassou o terror. Que fazer? Somos assim até o susto passar. Calafrios nos percorriam ao pensar: e se aquele médico não estivesse ali, não houvesse nenhum na praia isolada? Há semanas perdura o mistério. Há acasos, coincidências? Como a vida organiza, dá sentido às coisas? Qual o sentido de certos fatos? Alertar? Quem colocou aquele médico naquele lugar, naquele dia, naquele momento? Mais do que isso: quem é esse médico que salvou minha filha Maria Rita? Tudo o que se sabe é que sua mulher é professora de francês. Escassos elementos para iniciar uma investigação para agradecer. Bispos estúpidos e desumanos, bárbaros e arcaicos, estão a excomungar médicos, mas eles salvam vidas.

Venha para ser cremado

Fico sempre de antena ligada a conversas de restaurante. No Galeto's da Alameda Santos com Augusta, ouvi dois corretores de seguros. A palavra revalidar foi pronunciada 4 vezes. Carteira, 13 vezes. Vistoria 11. Sinistro, 21 vezes. Adoram um sinistro.

....oooo0000oooo....

Amigas se beijam. Uma estranha:

— Por que os óculos escuros?

— Acabei de delatar a pupila!

A quem ela teria feito a delação?

....oooo0000oooo....

Um estudante para o amigo, a respeito do jogo de domingo passado:

— Se o Antonio Carlos e o Cleber, do Palmeiras, são atletas de Cristo, e batem tanto, imagine a pancadaria dos atletas do diabo!

— Espere aí! Atletas de Cristo respeitam a medalhinha. Não batem no peito.

....oooo0000oooo....

O amigo do estudante:

— O domingo 6 de agosto vai ficar conhecido como a tarde em que o leite azedou.

Agora, uma das últimas modas da cidade. Chega o oficial de justiça e entrega uma intimação. O papel vem com todos os timbres de direito e a intimidadora ressalva: "Poderá ser conduzido, processado por desobediência e condenado ao pagamento de multa e das custas da diligência, se deixar de comparecer por motivo justificado." Luiz Antônio recebeu sua intimação. Abriu. Era da Secretaria de Administração do Município de São Paulo. Dizia: "Prezado senhor. Referência ao processo número 59182746/06/95. Lei 321.564 de 2/5/45. Controle de População." Sobressaltado, meu amigo engoliu em seco. Controle de população? O que vem a ser? Continuou a leitura: "Conforme registro de nosso cadastro de controle, verificamos que V.S. atingiu o limite de idade prevista por lei. Nossos estudos estatísticos indicam que sua idade não oferece mais nenhuma vantagem para a sociedade. Ao contrário, acarreta uma carga suplementar às entidades assistenciais de sua comunidade, bem como o desagrado daqueles que o rodeiam." Luiz Antônio desentendia. Porém, papéis oficiais têm uma linguagem cifrada que raras vezes é decifrada, de modo que, perplexo, ele prosseguiu. Era preciso saber onde se chegaria, qual o objetivo.

"Por esse motivo, V.S. deve se apresentar ao Crematório Municipal da Capital até 8 (oito) dias após o recebimento desta, a partir das 9 horas, diante do forno 5, Ala Norte, nº 4, para que possamos proceder à vossa incineração." Nesta altura, meu amigo desconfiou de alguma brincadeira e esboçou um sorriso amarelo. Por que, mesmo diante de situações absurdas, nos vemos tomados pelo receio, pela intranquilidade? Como é estranho o ser humano. Aprendemos que nem tudo o que é realmente é. E aquilo que não parece ser é o que realmente é. Se não entenderam, fiquem pensando, sou um cronista moderno que obriga a pensar, escrevo frases ambíguas, exijo cumplicidade do leitor.

"Na oportunidade", acrescentava o documento, "V.S. deverá se apresentar munido de: 1) Carteira de identidade (original); 2) Protocolo de certidão de óbito em andamento; 3) 1 saco plástico (sem propaganda de supermercado) para as cinzas, com seu número de CPF impresso em silkscreen; 4) 2 metros cúbicos de lenha ou 18 litros de gasolina espacial; e 5) Comprovante de pagamento da taxa de cremação."

Luiz Antônio, aliviado, ria. E terminou de ler: "Para evitar qualquer contratempo ou perigo de explosão fica estipulado que, deste momento em diante, V.S. não deverá ingerir qualquer tipo de bebida alcoólica ou mesmo comer batata-doce, pois provocariam reações incontroláveis de alta periculosidade ao ecossistema. Antecipadamente agradecemos vossa valiosa colaboração. Adeus."

Essas intimações têm chegado para um grande número de pessoas. Os papéis "oficiais" são perfeitos. É a brincadeira do momento. Em geral, o "oficial" de justiça se aproxima no instante em que o "intimado" está com muita gente ao redor. Claro que ele abre, na hora. No grupo sempre há alguém cúmplice da "pegadinha". Para se curtir melhor o riso amarelo. E me veio uma pergunta que todo mundo faz. Uma pergunta sem resposta. Quem inventa as piadas que correm rapidamente pela cidade, estado, país, mundo? Quem são estes incríveis criadores anônimos que fazem isto, pelo puro prazer de provocar o riso? Gente que poderia estar ganhando dinheiro escrevendo para TV programas de humor, estes sim, tão sem humor. Ainda bem que o humor das ruas nos salva! Que frasezinha mais brega, ridícula. Podem rir de mim.

O raro besouro que abre portas

Encontrei o menino e o besouro em um fim de tarde pós-chuva de verão, descendo a rua Harmonia, na Vila Madalena. As árvores estavam molhadas, pingos caíam das folhas e dos paralelepípedos vinha o cheiro forte de terra úmida e quente. O menino estava abaixado junto à sarjeta, cutucando com um pauzinho um objeto preto. De tal modo concentrado que não me viu parar junto dele. De repente, o objeto preto se moveu, curvei-me, coloquei os óculos e vi um besouro grande, deitado de costas e mexendo as pernas.

Um besouro negro acompanhou a minha infância. Ele estava encerrado em uma caixa de madeira, na oficina de meu avô José, em Araraquara. A caixa tinha sido feita especialmente para o besouro. Meu avô era um marceneiro de mão-cheia, habilidoso. Certa vez, minhas tias não lembravam quando, ele capturou um gigantesco besouro negro que possuía um chifre torto. Era temível, mesmo morto. Frequentava nossos pesadelos, principalmente quando tia Margarida, mulher que tinha o pé torto, mas imaginação retíssima, repleta de mil histórias, contava dos besouros do Egito e da maldição dos escaravelhos. Não podíamos tocá-lo, eles viviam de comer cocô embaixo da terra.

Às vezes, o avô apanhava a caixa e abria, exibindo o besouro. Podíamos, longe das vistas das tias severas, tocá-lo. Jamais ousamos. Havia um respeito enorme por aquele bicho imóvel, estranho, de carapaça dura. Quantas vezes, no entanto, não desejamos que ele revivesse, como afirmava tia Margarida ser possível, e apanhasse um de nossos desafetos, levando-o para o Egito ou para debaixo da terra para comer cocô.

— O senhor tem aí uma caixa de fósforos para eu guardar o bicho?

O menino tinha a voz fanhosa e me tirou da infância. Por que vou lá, de vez em quando?

— Não tenho, não fumo!

— Pode comprar uma ali no bar, esvaziar e me dar!

Esse vai longe, pensei. Decide, põe os outros a trabalhar, impõe o desejo. Moderno, atualizado, nem pede por favor. Por que não? Obedecemos a tanta gente ruim, o que me custava atender um garoto que tinha alguma coisa em mente com um besouro encontrado após a chuva? Além de tudo, numa tarde límpida daquelas, para que regressar ao trabalho? Comprei a caixa, esvaziei no balcão. Dei os palitos ao dono do bar, ele não entendeu, mas aceitou. Deixei que tivesse assunto para pensar e comentar.

— O que vai fazer? Perguntei ao menino.

— Guardar. Para abrir fechaduras.

— Abrir fechaduras?

— Olha! Aqui nas costas dele!

Inclinei-me e vi, primeiro, que o besouro não era negro e sim verde-escuro. E na carapaça havia um pequeno sinal, como se fosse o buraco de uma fechadura.

— Parece uma fechadura.

— E é. É um besouro-cadeado.

— Sei que esse é o cadeado. Sabe para que serve?

— Para trancar portas.

Ele me olhou, surpreso. Achou que se encontrava diante de um conhecedor de besouros. Se estava jogando comigo, eu jogaria também com ele. Mas não se deu por vencido.

— Este é do tipo que abre portas, armários, malas. Abre tudo.

— Como?

— Basta colocar em cima do buraco da fechadura. Pronto!

— Quer vender?

— Ah! Esse nunca mais sai da minha mão! Vou cuidar, alimentar, ver se ele tem filhotes.

— Se tiver filhotes, compro um. Aqui está meu cartão, você me telefona. Pago o que quiser.

— O senhor é ladrão?

— Não. Nem penso nisso. Sou apenas uma pessoa que tem sido muito roubada, roubada demais...

E mais não disse. Teria de explicar coisas como o governo incompetente esvazia meus bolsos com impostos absurdos, taxas, e não me dá nada em troca. Coisas que ele vai aprender com a vida. Preferi estender o cartão de visitas que tinha recebido pouco antes do editor Alexandre Dórea, a quem visitei em busca de um trabalho freelance, mas esses tempos andam difíceis.

E Alexandre qualquer dia vai receber o telefonema de um menino comunicando que o besouro-cadeado deu cria. Não vai entender, talvez bata o telefone achando que é um trote. E se não atender vai perder a chance de ter um bicho raro para sua filha Beatriz contemplar — assim como convivi com o besouro de chifres do meu avô José —, que abre porta, armários, malas. Não dei o meu cartão, porque não me interessam besouros que abram portas, ando em busca de um que abra corações.

O celular na sacola das mulheres

A casa 1.686 da rua São Paulo, em Belo Horizonte, proximidades da rua Bias Fortes, não é muito visível. Ela se acomoda à sombra de grandes árvores, afastada dos olhares curiosos por um muro. Não é nova. Talvez tenha 50 ou 60 anos, sua arquitetura é peculiar, tem as linhas de um projeto de Warchwichck, modernista célebre. Naquela hora da tarde, com o céu encoberto, gasta e cansada, a casa ostentava o ar soturno de contos do Allan Poe ou do Lovecraft. Casas antigas, com personalidade como esta, me atraem. Fico imaginando quem mora nelas, como são as pessoas, o que fazem, há quanto tempo habitam ali, que histórias viveram.

Rondei, tentei espiar pelo portão, pessoas na rua me olharam desconfiadas. As portas estavam fechadas, havia somente uma janela entreaberta no andar de cima. Sem chance de adivinhar o que havia por trás.

Desde criança um sonho me persegue. Estou parado diante de uma casa abandonada, plantada em meio a uma calçada de pedras irregulares, de cujos interstícios nasce mato selvagem. Há um cheiro de chuva rondando. Existe uma cerca alta, o terreno se localiza no centro de uma cidade que imagino ser Araraquara, onde nasci. Circulo ao redor da cerca e não há uma única abertura por onde eu possa entrar, me aproximar, experimentar as portas que percebo podres.

Alguma coisa me espera dentro da casa. Num dos sonhos (eu devia estar com 15 anos), uma velha adornada com colares de contas coloridas me dizia. "Num dos quartos, não digo qual, há uma vela acesa. Essa vela é a sua alma, você tem que entrar e conservar a chama acesa, porque há pessoas que podem arrombar as portas, deixando o vento entrar. E se a vela se apaga, quem sabe para onde irá sua alma?"

Quando passei pela casa da rua São Paulo, percebi que sua arquitetura se aproximava daquela da casa dos sonhos. Portanto, debaixo do chuvisco mineiro que tornava cinza a terça-feira, considerei que tinha chegado o momento de proteger minha alma. Era entrar e colocar a vela acesa em lugar abrigado onde o vento não pudesse apagá-la. No entanto, não podia invadir a casa dos outros, havia indícios de que ali moravam pessoas. Se alguém habita esses cômodos, então não é a casa dos sonhos, porque a minha é vazia. Também não percebi através das janelas escuras qualquer sinal de uma luzinha bruxuleante. Preparei-me para ir embora. Do meu hotel, na vizinhança, eu poderia olhar a casa de cima, investigar a distância. Melhor seria ter um binóculo. Nenhuma ótica nas proximidades, não fiz a loucura.

Nesse momento, duas mendigas pararam diante da casa. Olharam para o portão, fizeram sinais uma para a outra. Primeiro de positivo, depois de negativo. Tinham os cabelos embaraçados e sujos, os vestidos se sobrepondo e carregavam sacolas encardidas de supermercado. Por que os mendigos carregam tanta tralha? Virei-me para ir embora, quando ouvi um celular tocando. Campainhas de celular são únicas. Estamos cansados de ouvi-las em restaurantes, bares, teatros, cinemas, hospitais. Praga do século. A campainha tocou uma segunda e terceira vez. De onde viria o som? Então, a mendiga mais alta, espigada, cabelo em tranças imundas, enfiou a mão na sacola, puxou o celular. Fiquei atônito. Ela pediu ajuda.

— O que faço?

— Atende, respondeu a amiga.

— Mas não pode ser para mim. Quem sabe que estou aqui, nessa rua?

— Deus.

— Deus não me liga. Nunca ligou.

— Veja para quem é.

— Como se atende essa joça?

O celular tocando. Um senhor calvo, de terno azul-marinho e gravata amarela, abriu o celular para a mendiga, ela atendeu.

— Quem é? Como quem é? Sou eu? Você ligou para mim, deve saber quem sou. Como não sabe? Então, para quem ligou? Quem sou? A Deusdede. Deusdede, o senhor ouviu bem. Pare de rir. Chamar quem? Que dentista? Que número, sei lá que número é esse telefone. O senhor tocou, atendi, diga o que quer. Falar com o dentista? De quem é o telefone? Meu! De quem podia ser? Eu que atendi. O número é esse que o senhor ligou. Que polícia, o quê? Que polícia, malandro?

A segunda mendiga parecia absorta, o celular foi passado para ela.

— Alô, alô, a Deusdede não pode mais falar, aqui é a amiga dela, a Eloína. Teve o quê? Uma Eloína o quê? Vedete. O que é isso? O senhor quer desligar. Pode desligar que tenho de ligar para o médico! Que dentista, que o quê. Põe dentadura! Liga para a sua irmã, sem vergonha, como diz uma coisa dessas para uma mulher como eu... Como?...

Ficou com o fone na mão. Olhou para a amiga Deusdede.

— O que será que ele queria?

— Sacanagem... homem só quer sacanagem...

— E o que vamos fazer com esse telefone?

— Joga fora.

— E se a gente trocar por um pneu?

— Pode ser, pode ser... Um pneu. Você tem cada ideia boa! Estamos mesmo precisando de um.

E se foram. Não salvei a minha alma, que talvez esteja numa vela acesa. Não sei como as mendigas tinham o celular. Seriam mendigas? Mistérios de Belo Horizonte. Deusdede afastou-se, arrastando a perna direita e cuspindo com força e escárnio nos muros.

Autoajuda para os muito feios

Muitas vezes, aqui em São Paulo, vou cedo à banca do Cid apenas para ver se encontro Cléia. É das mulheres mais feias que conheço e ela tem consciência disso, de modo que não se expõe muito. Sabe que é objeto de curiosidade e não quer que olhem para ela. É fatal olhar para aquele rosto, quando ela passa. Igual a acidente. Quem resiste a parar o carro para dar uma olhadinha, ver a pessoa estendida, morta, ferida, o sangue esparramado pelo chão? É o fascínio pelo trágico. Às vezes converso com Cléia. Consegui desenvolver um tipo de olhar que é neutro, olho para ela sem repugnância, sem uma expressão de piedade. Pessoas assim são altamente sensíveis. É um ser que desliza furtivamente para onde vá, o tempo inteiro junto à parede, o rosto voltado para os muros e as paredes. Um dia, convidei-a:

— Vamos a um bar. Para você se divertir um pouco, beber, sair de dentro.

— Quer parar o bar? Sair comigo significa perder pontos.

— Não estou a fim de ganhar ou perder pontos.

— A reputação de um homem fica destruída comigo.

— Nem sei se tenho alguma reputação. Vamos ao bar, encher a cara, conhece a caipirosca do Vianna?

— Depois você se arrepende.

— Você exagera. Talvez as pessoas te olhem no começo, depois desviam, não vão ficar olhando o tempo inteiro.

— Olham e comentam. Ser como sou é uma agressão ao mundo. Sei que incomodo, provoco mal-estar. Para que fazer as pessoas passarem por tal sofrimento?

— Você é que sofre.

— Criei uma casca. Feiura não dói, a não ser nos outros. O mundo não gosta de gente feia. Se pudessem, nos matavam. Se pudessem, nos colocavam em um sanatório, num asilo, nos isolavam em uma ilha deserta. O mundo não foi preparado para os feios.

— A sua autoestima anda mal, em baixa.

— Sabe o que descobri uma vez, tinha dez anos? Minha fotografia na carteira de minha mãe.

Cléia deu uma gargalhada. Quando ria, sacudia o corpo inteiro, era tomada pelo riso franco, espontâneo.

— Está vendo? Sua mãe devia ter orgulho de você.

— Orgulho? Sabe de quem era a foto? Minha mãe mostrava como se fosse a filha dela. Mas era uma foto recortada de revista, uma bela criança que ela encontrou em uma revista. Minha mãe tinha vergonha de mim. Quanto ao meu pai, era um homem até bonito, minha mãe também. Uma noite, ouvi os dois comentando: será que não houve troca de bebês na maternidade? Cléia não se parece com nenhum de nós dois. Ri muito aquela noite, fui o fracasso que eles produziram. Sentiam mais do que eu, porque nunca sofri com minha cara. Papai e eu nunca saímos juntos. Ele nunca me levou à festa de um colega de escola, a uma lanchonete, baile.

— Quer dizer que frequentou a escola?

— Pode imaginar quantas vezes fui a rainha?

— Rainha?...

— A miss horrorosa, a macaca, a hedionda. Cada apelido que me davam. Agora, você não vai acreditar. Acha que sou infeliz? Não, não sou. Nem um pouco. Saí dessa. Caí fora de vez.

Olhei bem no fundo dos olhos dela. Cléia tem olhos lindos, castanhos, úmidos. Não vi melancolia nem tristeza, não vi depressão ou amargura. Os olhos dela sorriam.

— Sou divertida, sou bem-humorada, aprendi a me bastar, não preciso gastar meu tempo pensando em cremes, loções, hidratantes, não faço esfoliação, jamais farei lipo, não tenho problemas de engordar, nunca irei a um spa, não faço massagens, não fico ansiosa, como o que quero, não tenho colesterol, não fico pensando qual é meu melhor ângulo para fotografia, não preciso de plástica. Sou assim, me aceito. Uma vez, um amigo me aconselhou uma terapia. Comprar revistas de mulheres bonitas e ficar olhando para as fotos. Olhando com intensidade, vontade, loucura. Punha a foto na frente da cara e fixava o olhar. Meu amigo me disse que assim eu pegaria a beleza por osmose. De tanto ver gente bonita, eu me tornaria bonita também. Mas outro dia, mudei de vez. Encontrei um livro e fiquei redimida. Sou bela, bela, bela. Venha comigo.

Levou-me a uma livraria, foi direto à gôndola de novidades. Apanhou o livro de Umberto Eco, *A História da Feiura*. Uma belíssima edição.

— Faz duas semanas que entro, fico olhando este livro e me vou. Para os funcionários não desconfiarem. Não tenho dinheiro para comprar, mas é fascinante. Se alguém quiser me dar de aniversário, aceito. Quem me daria? Ele me conforta. Estou redimida. Olhe bem, que maravilha.

Como tem gente feia no mundo. Esses aqui, feios e poderosos. Carlos II, da Espanha. Tenebroso. A Medusa, apavorante. Esses soldados que prendem Cristo. Terríveis. A Morte e a luxúria. Que horror. Essa velha de Vanitas, pintada por Strozzi. A modelo de Andres Serrano em Budapeste. A mulher grotesca de Metsys. A bruxa de Salvador Rosa. A madrasta de Branca de Neve. O pólipo disforme, de Redon. Hediondo. Olhe só para essa Antonieta Gonzales, de Fontana. Mulher barbada, tenebrosa, ela me consola. A Jovem Sentada, de Schiele. Que carantonha. O Escritor Max, de Grosz. Um desengonço. Sabe o que Umberto Eco fez? Um bem. São 450 páginas de pura feiura. Um livro de autoajuda a todos nós, os feios do mundo. Se você se acha feio, haverá sempre alguém mais feio do que você. Acredite.

Saiu dançando pela calçada. Era uma mulher bonita.

Marteladas na cabeça

Os cadernos estavam no alto da estante, empoeirados. Não por culpa da faxineira. Que a proibi de tocar nos papéis, mexer nos livros. Quem cuida deles sou eu. Mania, neurose. Cada um com a sua particular. E como tenho viajado muito, acabo sem tempo para espanar, limpar. Estes cadernos me acompanham há anos. Cada dois ou três meses, um novo aumenta a pilha. Cadernos grandes, de capa oleosa, marrom. As folhas são lisas, escrevo com caneta tinteiro e adoro o ruído rascante da pena no papel. Outra mania de quem escreve. Aonde vou, o caderno vai junto. Fica no quarto do hotel, enquanto passeio pela rua. No entanto, na rua tenho o bloquinho de bolso. Ali anoto, depois transfiro. Estes cadernos são uma espécie de diário do escritor, de memória, agenda, memorando. Lá estão ideias para contos ou romances. Frases ouvidas na rua. Grafites encontrados nos muros, inscrições de privadas, trechos de música, diálogos de filmes, nomes de pessoas para serem usados em futuros personagens, situações insólitas deparadas no cotidiano, anedotas, notícias de jornal, fotografias, postais. Às vezes, quando estou escrevendo um livro, recorro a estes cadernos, eles parecem inesgotáveis. Porque ali está o Brasil, a gente, a fala, e eu no meio. Inspiração existe, é aquele dique. O clarão que bate e a gente sente: isto aqui dá história. Mas a inspiração pode ser auxiliada pela observação constante do mundo e da vida à nossa volta. Observação atenta das pessoas, o modo como falam, agem, se comportam, retiro o pacote de cima da estante, dou um assoprão na poeira, abro. E me divirto um pouco. Muitas das situações aqui colocadas jamais serão usadas. Mas não deixam de ser curiosas.

Certa vez, em São José do Rio Preto, interior de São Paulo, deixei o hotel e fui dar uma volta, enquanto esperava o momento de ir ao colégio fazer a palestra. Numa esquina, dei com o homem sentado ao meio-fio, dando pancadas na cabeça com um martelinho de ponta fina. O curioso é que todos passavam e ninguém parava. Somente eu ali, olhando perplexo para a cena. Seria um louco, bêbado, ou o quê? Depois de algum tempo, ele parou. Perguntei:

— Escuta aqui, ô amigo! Não doem essas marteladas?

O homem me observou com ar incrédulo. Como se eu fosse o louco:

— Claro que doem.

— Mas então, por que está fazendo isso?

— Ah, porque é tão bom quando eu paro. Sinto tanto alívio.

Engraçado, na mesma hora lembrei da frase de uma amiga, recém-separada de um homem a quem amava:

— Para a gente sentir mesmo o que é felicidade, só tendo sido infeliz algum tempo.

Lugares aparentemente comuns que aquele homem de rua transformou em metáfora. As marteladas eram na verdade uma fábula. A situação foi para o caderno.

Mais de ano atrás, passando por Porto Alegre (acho eu, a anotação está sem localização), encontrei dois grupos numa calçada, divididos por um traço no chão. Todos olhavam fixamente aquele risco feito com um caco de telha. Imobilizados, pensativos, como se estivessem a refletir. Às vezes, um olhava para o outro. Observavam os sujeitos à frente deles, balançavam a cabeça, de modo negativo. Intrigado, confesso que fiquei bem uma meia hora a contemplar o grupo, sem entender direito. A certa altura, relaxaram, começaram a fumar, conversavam. Aproximei:

— Desculpe, amigo! Mas é que estou vendo vocês aí parados e sou curioso, gostaria de saber o quê. Algum jogo?

— Não. Estamos buscando uma maneira de atravessar o risco.

— De um lado para o outro?

— Sim.

— Não podem saltar, por cima?

— Não.

— Não podem rodear? Afinal, o risco não toma toda a calçada.

— Não.

— Então, não compreendo. Como querem passar de um lado para o outro?

— Por baixo do risco.

Estariam me gozando, brincando com as pessoas que passavam? Como aquela de amarrar dinheiro num fio de linha e ficar atrás de cerca, puxando quando alguém se abaixava para apanhar a cédula? Prefiro confiar: acreditar que aquelas pessoas estavam realmente procurando um meio de passar por baixo de um risco no chão. Afinal, há tantas possibilidades diferentes e não pesquisadas no universo. Não acham? Na cidade de Bento Gonçalves, Rio Grande do Sul, estávamos reunidos em torno de uma mesa, à espera do churrasco. O capelete *in brodo* já tinha passado, faltava a carne. Os imigrantes italianos fizeram o cardápio à sua maneira, misturando a origem com os costumes da terra. Começaram os casos, "frótole e buzie", como dizem eles no dialeto local e personagem constante era um tal de Gualicho. Logo vi que era tipo popular, daqueles aprontadores que toda cidade tem. Que dão golpes e mais golpes, cheios de imaginação e inventividade, e acabam adotados pela comunidade, porque no fundo não lesam ninguém de maneira perigosa. Do Gualicho, guardei esta no caderno. Início dos anos 70 e a televisão em cores era o assunto do momento no Brasil inteiro. Mas ainda não tinha chegado à região nenhum aparelho. Certo dia, o Gualicho apareceu com um caminhão cheio de latas de tintas. Saiu a negociar. Principalmente na zona rural. Aos fregueses em potencial, ele explicava:

— Aqui está o segredo da televisão em cores. Trata-se de uma tinta transistorizada, magnética, que antes era produzida apenas nos Estados Unidos. Agora, já temos. Especial para antenas de televisão. Basta o senhor pintar a antena e a sua tevê começa a transmitir em cores.

E entravam os detalhes:

— O senhor pode ter quantas cores quiser. Tem as básicas, as combinações, as únicas. Basta escolher e mandar pintar, com as cores mais fortes na base da antena e as mais fracas no alto, para se adaptar melhor a imagem.

Gualicho vendeu o caminhão inteiro. E ainda hoje, andando pelo município de Bento, pode-se ver estranhas torres de televisão, inteirinhas coloridas. Não se trata de decoração do caboclo, do paisano. E sim das tintas de Gaulicho.

Na verdade, acham que é difícil fazer literatura neste país? Aí estão os assuntos, os personagens, as pessoas, as ideias. E só misturar, bater no liquidificador e pronto.

O anjo das operadoras

Marcos atende o telefone. Ao ver que é telemarketing, prepara--se. Como saber se é telemarketing? Só não sabe quem nunca recebeu um telefonema dos operadores, aliás, operadoras. É um boaaaaa taaaaarde arrastado, de quem está há horas discando e conversando, repetindo, repetindo. Se existe a lesão do esforço repetitivo que nos provoca tendinites, como será a lesão da fala repetida? Pois o Marcos quando percebe que é telemarketing fica de sobreaviso. A voz pergunta:

— O senhor é o responsável pela casa?

— Responsável? O que é responsável?

— O senhor não sabe? Quem é o senhor?

— O Pancho.

— E o que faz aí?

— Sou faxineiro.

— Não tem nenhum responsável?

— O que é responsável?

— Quem manda na casa?

— Quem manda? Olha, quem manda é a patroa. Manda na casa e no patrão. É isso que quer saber?

— Está aí o patrão?

— Não.

— Quando vai voltar?

— Eu é que sei?

— E a patroa?

— Também não.

— Quando volta?

— Eu é que sei? Aqui liga tanto homem, ela atende, dali a pouco sai, toda perfumada.

— Ela saiu, então. Quando volta?

— Que chatice! Como vou saber? Alguém dá satisfações ao faxineiro?

A voz do outro lado não desiste. As vozes conhecem todos os truques, todas as escapatórias, ficam cercando o provável cliente. O único problema delas é que têm o texto decorado e se você começa a fazer perguntas, a questionar, elas se perdem, engasgam, o fio da meada escapa, precisam reiniciar. Com elas não há diálogo possível, nenhuma possibilidade de intimidade. Quando terminam o dia, como será a volta para casa, o reencontro com os maridos, namorados, a família? Imagino a conversa. "O que fez hoje, meu amor?" E elas: "Telefonei." E ele: "Para quem?"

Dia desses me ligaram da Telefônica, disseram que ao analisar minhas contas viram que eu fazia muitos interurbanos. E me propunham um plano para barateamento das chamados a longa distância. Ao escrever essa frase, lembrei-me dos filmes americanos antigos, da era antes do celular, quando os personagens pediam à telefonista: "Long Distance, please." Analisar minha conta? É permitido por lei?

E os bancos que nos ligam e dizem: "O senhor é um cliente preferencial, portanto decidimos conceder um brinde ao senhor." Me dão um crédito espantoso, torcendo para que eu use, fique no vermelho e pague juros. O brinde é um "produto novo". Os bancos, agora, se apresentam como lojas, falam em "produtos" a serem vendidos. Volta e meia, quando chego na boca do guichê, o(a) funcionário(a) pede: o senhor não tem nenhum amigo que queira abrir conta em nosso banco? Preciso cumprir meta! Digo que vou mandar alguns, eles (elas) sorriem, me atendem alegremente. Uma coisa me espanta no mundo de hoje. Números pequenos de dois algarismos fazem bancários, lojistas, pessoas que trabalham no Caixa puxar a calculadora. Dia desses num bar gastei R$ 1,50 mais R$ 1,80. A moça pegou a maquininha, eu disse, dá R$ 3,30. Ela virou-se: "Como sabe, nem fiz a conta?" Porque estudei tabuada. Você não? E ela: "O que é tabuada?" Calculou na maquininha e deu mesmo R$ 3,30, ela me disse: "Parabéns."

Voltando às operadoras. Meu primo-irmão César, quando atende e alguém lhe oferece um cartão de crédito, ele dá um grito de júbilo:

— É isso mesmo o que estou precisando. Como adivinhou?

— Adivinhei o quê?

— Que preciso de um cartão. Qual é o benefício?

— Um crédito aberto de R$ 10 mil.

— Perfeito. Quero um para mim, um para minha mulher, três adicionais para meus filhos. Você, moça, acabou de me salvar do buraco.

— Do buraco?

— Sim. Não sabe que fui demitido? Estou desempregado há cinco meses. Meu dinheiro acabou. Devo dez mil ao banco. Agora, com o cartão vou ter uma sobrevida. Vamos ao cadastro?

Do lado de lá, veio o silêncio. César insistia:

— Moça, moça. Meu cartão, cadê meu cartão?

Do outro lado ele ouviu um clique, a operadora tinha desligado. Um dia, me chamaram oferecendo taxas reduzidas para chamadas.

— O que vou fazer com essa taxa?

— Ligar mais barato.

— Não tenho ninguém para ligar.

— Ninguém?

— Sou sozinho.

— Ninguém é sozinho.

— Eu sou. Não tenho parentes, amigos, conhecidos. Estou com 98 anos, minha querida.

— E para que tem telefone?

— Para avisar à funerária na hora em que eu estiver morrendo. Pedindo para trazer meu caixão, deixo a porta sempre aberta.

Do lado de lá, o silêncio. Mas juro que ouvi um risinho abafado. Operadoras não são nada bobas. E juro que de vez em quando adoram respostas como as minhas, são um lenitivo no cotidiano, uma bênção no tédio alucinante do dia a dia repetitivo. Sou um alívio, uma fuga à rotina, elas me abençoam e devem me agradecer. Podem me telefonar, sou um anjo do Senhor.

Vestibular. Que canseira!

Haveria um carro, uma passagem para Europa, ou Estados Unidos, ou Machu Pichu, haveria dólares. Tudo muito tentador. Mas, se Pedro fosse aprovado. E na primeira.

— Na primeira tentativa, pai? Me dá uma chance. Na segunda!

— Primeira, e nada de conversa.

— E se não entrar?

— Além de não ganhar carro, passagem, dólar, vai ter de trabalhar, se quiser estudar e morar em São Paulo. Não te mando um tostão.

— Radicalismo, pai! Isso é educação antiga.

Não adiantava discutir avanços ou retrocessos educacionais, neste momento. Sabia o pai que tinha. Cada um conhece o seu. Tratou de tratar de sua vida, dando tratos à bola, para ver como se sairia. Verdade que o vestibular estava longe, tinha pela frente meses e meses de cursinho. Porém fazia ideia das dificuldades, o pessoal que voltava nas férias contava sobre o exame, aulas, apostilas. Ainda que Pedro tivesse duas vantagens. O estudo não o assustava, até que se divertia, principalmente com matérias como história ou matemática, coisas diferentes, no entanto fascinantes. A primeira porque adorava saber o que chamava de fofocas do passado. Como o mundo era igual, sempre. Lembrava-se de um governante da Índia, chamado Akbar, "o muito grande", que no século XV já lutava contra o peculato e a corrupção que floresciam entre os governadores do seu reino. E Akbar conseguiu regular as despesas da corte, fixou os preços dos gêneros e materiais e os salários dos funcionários públicos. Ao morrer, Akbar deixou um superávit no tesouro equivalente a um bilhão de dólares, no dinheiro de hoje. Na matemática gostava dos raciocínios complexos que obrigavam sua cabeça a trabalhar, podia sentir os neurônios fumegando (expressão textual dele) ao enfrentar uma equação difícil.

O segundo fator vantagem era a qualidade que vinha desde criança. Ninguém melhor que ele em adivinhações. Matava todas, com facilidade. Era um dom, talento. Desde as tradicionais, "o que cai de pé e corre deitado", que decifrou aos 3 anos de idade, passando por "cai da torre, não se lasca; cai na água, se escapaça", chegando ao "uma casinha branca, sem porta, nem tranca".[1] Com o tempo, continuou, as pessoas tentavam pegá-lo, não conseguiam. Ele tinha sensibilidade para penetrar na simbologia do intrincado, desmontava armadilhas com simplicidade. Como Pedro sabia que o vestibular era através de testes, frases a completar e quadrinhos a preencher, vivia cheio de esperanças de poder "matar" tudo, sem maiores problemas. No entanto, e se não matasse? Havia o se... E se o se se concretizasse, adeus viagem, dólares, carro. E um ano de muita chatice pela frente, principalmente numa

[1] Quem não matou a adivinhação? Pela ordem: chuva, papel e ovo.

época em que empregos andam escassos, e os bons salários mais raros que juro baixo em banco.

Assim que se viu instalado em São Paulo, cursinho começado, passou a agir. Estudava normalmente, e até que estudava bastante, tinha seus métodos. O que o atrapalhava era a falta de autoconfiança que o fazia tremer, esperar o pior. Cada vez que pensava no distante vestibular, ficava paralisado. Jamais imaginou que o fato, corriqueiro na vida de qualquer jovem, pudesse perturbá-lo tanto. Estava-se tornando neurose, fixação, e isso era mau, podia prejudicá-lo. Já imaginou ficar imobilizado no dia do exame? Bloqueado?

Conversando aqui e ali, chegou à conclusão que era necessário se armar também pelas vias paralelas. Por mais preparados que estejamos, sempre o destino pode aprontar. Precaução e água benta, dizia a mãe, boa interiorana, apesar do dinheiro, não fazem mal a ninguém. Desta maneira, Pedro começou a montar planos. Primeiro, procurou saber se era possível comprar os gabaritos. Desistiu quando contaram que tinha havido casos, infelizmente descobertos, havia até Polícia Federal no meio, sujeira grossa pintando. De conversa em conversa pintaram possibilidades alternativas. Um dia uma dica, o outro um endereço, um terceiro tinha ouvido falar que havia alguém que podia, e assim por diante.

A primeira indicação era de um velho chinês que através de poções e um método milenar desenvolvia a memória a pontos inigualáveis. Terminado o curso, ele seria capaz de se lembrar do fio de sobrancelha que a babá tinha deixado cair no berço, quando ele tinha sete dias de vida. E lá foi ele para o curso. Passados meses, vivia com a sensação de que não era capaz de lembrar nem do dia da matrícula. Mesmo assim, e apesar de caro, continuou. Outra dica foi a do sujeito capaz de atuar telepaticamente, através de paredes, não importava a espessura. Agiriam assim: na hora da prova, Pedro apanharia o gabarito, leria com atenção, repetiria a leitura concentrado. Nesta concentração estaria passando ao telepata as questões. Junto ao telepata, um grupo de pessoas especializadas responderia e retransmitiria as informações. O homenzinho tinha esquemas prontos, equipe e referências. Pedro precisava pagar pequena entrada, suaves prestações.

Saca mais dinheiro do pai. Empresta (escondido) da mãe, pede financiamento num banco, onde o gerente conhecia o velho e estava disposto a guardar segredo. E assim, Pedro foi-se endividando, seguro que a aprovação resolveria tudo. Isso sem se descuidar da programação. Contratou um indivíduo, técnico eletrônico que prometeu instalar aparelhamento supersensível dentro da sala de aulas. Haveria transmissores e receptores minúsculos, invisíveis, eficientes. Através deste equipamento, um comerciante tinha conseguido saber do plano cruzado uma semana antes da decretação, podendo aumentar imediatamente todos os preços e fazendo fortuna, antes que o congelamento esfriasse ânimos. Outro vendeu a Pedro um aparelho notável. Bastava passá-lo sobre o gabarito e alguém, convenientemente instalado fora, receberia uma cópia, tipo xerox. Esta pessoa resolveria as questões, preenchendo a cópia. Segunda passagem do aparelho, sobre o gabarito, meia hora depois, bastaria. O equipamento imprimiria de leve as respostas sobre o papel, Pedro só teria que passar a caneta sobre reticências e quadrinhos. Custou igualmente caro.

Meses e meses, Pedro viveu, nas horas vagas, atrás de soluções possíveis. Visitou lugares inimagináveis, desde apartamentos luxuosos até antros assustadores. Antes do exame, viu que tinha um armário cheio de traquitandas eletrônicas, muitas delas nem sabia mais como deviam funcionar. Tinha também compromissos com uma equipe enorme, para mais de cem pessoas, preparadas para prestar assistência. Impossível não passar.

E Pedro passou. Sem utilizar um assessor. Sem necessitar tirar do bolso um só dos equipamentos que enchiam a jaqueta (a tal ponto que o inspetor desconfiou, mas Pedro mostrou atestado médico, estava gripadíssimo, tinha de se proteger de golpes de ar). Pedro passou, porque sabia. Quando recebeu o gabarito, sorriu, aliviado. Barbada! Foi matando as questões, uma a uma, como quem mata advinhações. Aprovado em terceiro lugar, perdeu apenas para um coreano e um japonês.

E Pedro pagou. Quer dizer, está pagando até hoje. Teve de vender os dólares e o carro, porque o pessoal nem quis saber. Cobrou mesmo! Com a passagem, foi a Nova York três dias, voltou. A sorte é que o pai prometeu mundos e fundos, mais fundos que mundos, caso ele se forme na metade do prazo normal das universidades. Vamos ver, vamos ver!

O cachorro no colo

Dia desses, no condomínio em que meus sogros moram, e — por que não? — também Márcia e eu quando estamos em Araraquara, outro dia chegou ao apartamento um comunicado da administração, avisando que animais de estimação, daquela data em diante, deveriam ser levados no colo dos proprietários até o térreo. Porque eram muitas as reclamações sobre animais que satisfaziam necessidades pelos cantos ou até no elevador, sob o olhar complacente dos donos. Ou cãezinhos que correm por toda a parte, estragando plantas, latindo, incomodando. Diga-se que a síndica de nosso prédio é pessoa sensata, acostumada à vida em comunidade, conhecedora do que é viver em apartamento e conviver com centenas de pessoas, cada uma achando que está na sua casa e pode fazer o que quiser. Bem, não são todos, mas alguns pensam assim. Diga-se a verdade, minoria.

Quando o comunicado bateu em casa, ficamos em pane. Como levar o cão de estimação no colo? Afinal, o Popó é um pointer com meio metro de altura, pesa 50 quilos e parece um bezerro. No entanto, é dócil, cordato, afável, obediente, quando sai à rua não briga com nenhum desses cachorrinhos mínimos. Aliás, parece que despreza, porque ignora a presença, nem sequer olha para os outros ainda que seja recebido com uma saraivada de latidos estridentes. Ele gosta de enfrentar bichos maiores e é preciso força na coleira para segurá-lo. O nome Popó foi dado em homenagem ao campeão baiano de boxe, porque, quando o animal nasceu, Popó tinha conquistado um título qualquer e o Nelson Gullo decidiu homenagear o moço. O curioso é que nunca vi o Nelson se interessar por boxe e não me consta que tenha assistido a uma única luta na sua vida.

Apesar do tamanho assustador, Popó é mais tranquilo do que qualquer bichinho de estimação em apartamento. Fica na dele e só reclama quando precisa fazer xixi ou cocô ou dar uma volta para esticar as pernas. Mas lei de condomínio é lei, devemos nos sujeitar. Começamos todos a imaginar maneiras para levar Popó no colo. Todos tentaram, ninguém conseguiu, nem o meu cunhado, o Gullão, que se diz forte e destemido, pau para toda obra. Comprar um carrinho de mão, desses de pedreiro? Popó iria de pé nele? Usar uma cadeira de rodas? Cachorro senta? Conseguir uma maca, anestesiá-lo e descer com ele? Arranjar uma corda e uma barrigueira, colocar no cão e descê-lo pela lateral do edifício, como se faz para transportar pianos em mudanças? Contratar dois sujeitos fortes que desceriam com o Popó, um carregando as pernas da frente, o outro as de trás? Colocar no cão uma asa-delta e fazê-lo planar até o largo do Carmo? Alugar um helicóptero cada vez que Popó precisasse fazer xixi? Montar um escorregador que iria lá de cima ao largo do Carmo e empurrar o bicho, enquanto outro esperava embaixo? Instalar um sistema de roldanas do apartamento ao térreo? Ou aquele sistema de cremalheiras que davam segurança aos trens da Santos-Jundiaí na Serra de Paranapiacaba? Esta é para velhos ferroviários que conheciam a ferrovia para Santos.

A tarde inteira foi tomada pelos debates, com telefonemas para engenheiros, síndicos de vários prédios, pet shops e outras. Foi quando a administração, conhecendo a família, os hábitos, o Popó, sua inocência, ligou imediatamente, dizendo: "Essas regras e normas, esse estatuto não se aplica a ele, que até hoje bem se comportou. Que fique tudo como está. Entra na categoria exceção." Um alívio, abrimos um *proseco*, o bom-senso sempre vence.

A velha que odiava os raios

Os meteorologistas (também já li a palavra meteorólogos) andam preocupados com a quantidade de raios que têm caído nas últimas tempestades. É um festival, lembrando a figura clássica de Júpiter fulminando a terra. Ou não seria Júpiter? Não tenho em mãos o dicionário de mitologia. Se não for, imagine que um dia Júpiter se enfureceu e despachou seus falos. Os deuses eram muito temperamentais.

Lendo sobre raios, duas coisas me voltaram com impressionante nitidez. Um homem que, em Araraquara, nos anos 40, recebeu um raio na cabeça, em pleno largo São José, entre as ruas 7 e 8. Era um descampado, usado para jogos de futebol, mas também era onde os parques de diversões acampavam. Uma tarde caiu um toró daqueles.

E depois que tudo se acalmou, o homem que tinha ido buscar um cavalo foi atingido por um raio retardatário. Corremos para ver. Era um tição. Podia ter sido qualquer coisa, menos um homem. O episódio serviu para fornecer novo argumento às nossas mães quando queriam nos impedir de sair de casa, antes de uma chuva: "Cuidado, que o raio pega!" Porém, a delícia de brincar nas enxurradas ultrapassava o medo.

O outro episódio é recente, vem dos anos 70. Eu era editor da revista *Planeta*, pioneira do esoterismo na imprensa. Em cinco anos como editor vi de tudo. Mas nada me impressionou tanto quanto uma velha que me visitou certa tarde. Trazia uma sacola de plástico, um pouco ensebada. Era magra, de gestos bruscos, um tanto ríspida, porém muito objetiva. Falamos de assuntos genéricos, era uma descendente de holandeses, pessoa de cultura vasta. Até que entrou no assunto.

O marido tinha pesquisado a vida inteira o poder dos raios. Dedicara todo o tempo a eles. Como são, porque são, a energia, força, os estragos que produzem. Enfim, o homem tinha um levantamento completo.

— O mais importante, porém, é que ele descobriu a forma de neutralizar os raios, de modo a domesticá-los, torná-los escravos.

— Domesticar os raios?

— Sim, eles são poderosos. A força mais poderosa do universo, se julgam invencíveis. Porém, meu marido achou a fórmula.

— E...?

— Eles conseguiram pegá-lo antes. Um raio atravessou a janela e fulminou-o. Não contente, meses depois, outro raio matou nossos dois filhos na cama. Uma tia de meu marido foi morta ao sair do cinema. O raio veio direto à cabeça dela. Agora, estão atrás de mim. Mas se eu conseguir publicar antes o livro do meu marido, eles perderão a força.

— O livro?

— Com todos os segredos revelados. Se o povo souber disso, se o segredo se tornar público, eles perdem a força.

— E onde está o livro?

Ela apanhou a sacola. Remexeu. Tirou um monte de coisas de dentro. Nada do livro. Começou a ficar nervosa, se desesperou.

— Eles conseguiram, conseguiram! Os raios me levaram o livro!

Foi preciso pedir a uma farmácia que mandassem alguém com um calmante. Dificílimo dominar a velha. Totalmente transtornada. Depois que tudo passou, ficou o zum-zum-zum e quase toda a Editora Três quis saber o que era. Contei.

Disse que a velha deveria ter esquecido o livro em casa e então atribuía aos raios o desaparecimento. Foi então que Bete, a recepcionista, me disse:

— Mas eu vi o livro sobre os raios. Esquisito, cheio de fórmulas, desenhos e fotografias. Estava olhando, quando o senhor chamou, mandou que a velha entrasse. Ela apanhou o livro, colocou na sacola e foi para a sua sala. Entre a recepção e a minha sala eram pouco mais de 15 metros. Num ponto qualquer deles, o livro se dissolveu.

Ajeitando os cabelos na avenida Paulista

Na avenida Paulista, num daqueles canteiros de paralelepípedos, a velha procurava um lugar num arbusto, para prender o espelhinho. Não havia como, o espelho, desses redondos, de bolso, não possuía gancho, argola que pudesse fixá-lo em um galho.

— O senhor pode segurar para mim? Preciso ajeitar o cabelo.

A primeira vontade foi dizer: estou com pressa. Na verdade, tinha alguma, apesar de ser 8 horas. Estava a caminho de uma empresa para participar de um júri que selecionava os contos de concurso da melhor idade. Gente do Brasil inteiro, com mais de 60 anos, tinha enviado contos, disputando um prêmio de R$ 15 mil para o primeiro lugar. Quer dizer, por meses, 2.400 pessoas sonharam. Alimentar sonhos nesta idade é uma coisa encantadora. E se eu estava numa iniciativa que envolvia a melhor idade, por que recusava o pedido simples de uma velha, moradora de rua?

O pedido dela envolvia um sonho: ela queria se fazer bonita. Na avenida mais movimentada da cidade (1 milhão de pessoas por dia), logo de manhã, ela preparava a toalete. Acaso não estavam bem-arrumadas as secretárias, recepcionistas, caixas de bancos, funcionárias de escritórios e consulados, que circulam por ali? Ou as executivas que descem dos carros e entram nos bancos e instituições financeiras?

— Cinco minutos. Sou rápida. Sempre fui rápida com meu cabelo.

Estavam escorridos, molhados. Limpos.

— Acabou de lavar?

— Faz dez minutos.

— Onde lava?

— Pensa que é em algum salão?

Riu. Tinha humor. O rosto enrugado era dominado por uma alegria tranquila, os olhos tinham vigor, não eram murchos, depressivos.

— Por que não?

— Sabe quanto os salões cobram?

— Alguém podia te fazer um favor, antes que o salão abrisse.

— Pode ser. Mas eu teria vergonha de entrar no salão com estas roupas. Sabe quantos anos tem este vestido?

— Não tenho a mínima.

— Vinte anos. Quer dizer moda dos anos 90.

Espantei. Era curioso ouvi-la falando assim, com tanta lucidez. Tinha informação. Era mesmo um vestido anos 90.

— Os anos 90 estão de volta.

— Para quê? Eu me pergunto: para quê?

Ela passava o pente de madeira com imenso cuidado pelos cabelos. Puxava fio a fio, olhava, desembaraçava. Tinha agora um aspecto juvenil. Esqueceu-me por momentos, ocupada apenas com os cabelos. Pretos, pretos. Será que ela tingia? Não podia perguntar, seria grosseria.

— Se eu tivesse uma escova.

Havia uma certa frustração. Como tratar dos cabelos apenas com um pente de madeira?

— Tenho também pressa. Daqui a pouco começa o movimento.

— Movimento?

— Da avenida. Passa muita gente. Quero estar pronta logo. O senhor ainda tem um minuto?

— Quantos precisar.

Na empresa já deviam estar discutindo textos e notas, mergulhados nas histórias que vieram de Minas, Pernambuco, Maranhão, Rio Grande do Sul etc. Ah, quando eu contasse que estivera a segurar o espelho de uma velha moradora de rua! A mulher terminou. Tinha feito um birote muito benfeitinho.

— Ficou bem?

— Está linda! O cabelo preto combina com a blusa verde. E se a gente fizesse uma coisa? Comprasse um espelho maior, pente, escova, xampu, perfume?

— Onde?

— Tem tanto camelô na avenida.

— Olha o que eles vendem. Uma tristeza.

Verdade. Ninguém ali se preocupa com a beleza. Os camelôs da Paulista têm capas para celulares, agendas eletrônicas, calculadoras, canetas, capas para CD, bilhetes para metrô... Nada de batons, espelho, rímel, hidratantes, cremes, como os camelôs do Centro Velho. Será que lá cuidam mais da beleza? Será que na avenida Paulista as belas já chegam prontas para os escritórios? A velha terminou, agradeceu.

— Tem certeza que estou linda?

— Demais.

— Obrigado, faz anos que não ouço um elogio. Nesta cidade só me xingam, me dizem: sai do caminho, sai da frente, não me amole, não me atrapalhe.

Memória

A delícia de uma transgressão

Em São Paulo, em janeiro, os dias correm lentos e vazios. Tinha um trabalho a terminar, prazo a cumprir, mas circulei pela avenida Paulista, entrei na livraria Cultura. Na seção de artes pesquisei livros de cinema e se não me segurasse teria gastado uma fortuna. Tenho uma sobrinha que sempre diz à minha cunhada, quando a mãe hesita diante de coisas caras: "Compra, mãe, compra com o cartão." Para ela comprar com o cartão significa não desembolsar dinheiro, é algo que não é necessário pagar. Chegaremos a essa perfeição do capitalismo?

Decidi-me por dois livros. *Hollywood Dreams Made Real*, sobre Irving Thalberg, o gênio que estruturou a Metro Goldwin Mayer nos anos 20 e 30, jovem prodígio, *golden boy* que inspirou o romance *O Último Magnata*, de Scott Fitzgerald. O outro foi *O Rei do Cinema*, de Toninho Vaz, biografia de Luiz Severiano Ribeiro, um magnata caboclo, cearense fundador de uma dinastia dedicada ao cinema, gente que criou centenas de salas e por meio da Atlântida produziu chanchadas ingênuas e deliciosas, odiadas pela crítica em seu tempo.

Saindo da livraria olhei para o Cine Bombril, eram quase 15 horas, me veio uma nostalgia, desci e comprei o ingresso. Não posso, não tenho tempo, não devo, tenho um trabalho, pensei. Sufoquei o bom-senso e desci para a sala, lembrando o tempo em que fui crítico e preferia a primeira sessão da tarde, quando os cinemas estavam desertos. Ao entrar, tive uma surpresa e um encantamento ao descobrir a imensa cortina vermelha cobrindo a tela. A sala envolvida pela penumbra suave, uma boa música de fundo. Então, ainda há cinemas com cortinas? O bem-estar tomou conta de mim. O fascínio da cortina se abrindo e a luz azulada do projetor lambendo a tela. Eu imaginava que esse momento tinha desaparecido das sessões de cinema. Instante mágico que marcava o início da sessão.

No interior, entrávamos no cinema meia hora antes, procurando o melhor lugar. Deveria ser uma posição em que veríamos o filme com o corpo relaxado, não muito na frente, o que nos obrigava a jogar a cabeça para trás, saindo com dor no pescoço, nem muito ao fundo, o que nos distanciava do filme. O meio era o ideal. Essa posição deveria permitir olhar para as mulheres na sala, ver quem estava com quem ou se aquela que desejávamos estava sozinha ou acompanhada.

Havia ansiedade pelo começo da sessão, marcada pelo soar de um gongo, o diminuir das luzes e, finalmente, a cortina se abrindo e nos entregando à tela para nos libertarmos deste mundo e fugirmos do prosaico cotidiano, mergulhando na aventura e na fantasia. Aquela cortina imensa, de centenas de metros quadrados, acionada por mecanismos invisíveis, era o portal para um mundo paralelo, para incontáveis universos trazidos pelos filmes.

Então, as cortinas dos cinemas começaram a desaparecer. Uma das primeiras a sumir foi a do Cine República, depois que instalaram o cinemascope. Era considerada a maior tela da América Latina, com 250 metros quadrados. Lentamente, uma a uma, as cortinas se acabaram. Havia salas novas, porém os proprietários consideravam uma despesa desnecessária, esquecidos do ritual. Eram mais comerciantes que amantes de cinema. A palavra frisson é antiga, nem se usa mais. Porém, o abrir da cortina produzia um frisson na plateia que ia emudecendo, até o silêncio absoluto.

As cortinas dos cinemas se extinguiram, assim como a ética e a honestidade na política, tantas espécies animais, certos costumes como dizer bom-dia, por favor, obrigado, dar o lugar aos mais velhos, abrir uma porta para alguém, deixar uma pessoa sair do elevador ou do metrô, não ficar conversando, mexendo em embrulhos, abrindo sacos de balas durante a projeção de um filme.

Restaurou-se ali naquele cinema um cerimonial que pode parecer insignificante aos tempos modernos. Coisa mais antiga, dirão alguns. O que interessa? A cortina ou o filme? Os dois, digo eu. Cerimoniais, simples ou complexos, são essenciais em nossa vida. Fazem-nos viver melhor por instantes. Pompa e circunstância podem alegrar um pouco a vida.

A sessão iniciada, vieram os comerciais, assim como antes vinham os complementos nacionais obrigatórios por lei, mas na verdade matérias pagas sobre personalidades e empresas. Não exibiram os trailers, tão comuns. Ocorreu-me que os comerciais de propaganda, hoje, tiveram sua origem nos trailers inventados por Hollywood no início do século. E me senti solto na poltrona, contente por a cortina existir, por o cinema existir, sem culpa por burlar o trabalho, por agir "irresponsavelmente" numa tarde. Já tentaram isso? A felicidade de uma pequena contravenção?

O poder e a glória de paralisar o Brasil

A Semana Santa me lembra que, por alguns anos, tive o poder de paralisar uma cidade. Entendo por que as pessoas se agarram com tanta força ao poder que possuem. É uma sensação agradável, nos deixa onipresentes e, em certos casos, tudo depende de nós. É um jogo cheio de adrenalina, emoção.

O meu poder era exercido apenas uma vez por ano. Num único dia. Por alguns segundos. Mas eram instantes em que toda a atenção convergia para mim. A cidade estava silenciosa. Todos mudos. Não se ouvia um ruído. Dentro de momentos, por determinação minha tudo se modificava. A alegria sucedia o luto. As luzes tomavam o lugar das trevas. Eu era, então, dominado por este poder absoluto. A grande mágica repousava em minha mão direita. Do meu pequeno gesto dependia a mutação.

Este poder era disputado. Eu precisava lutar por ele nos bastidores. Houve quem quisesse tomá-lo pela força, mas argumentos democráticos derrubaram a violência. Havia um único problema. Eu sabia que meu poder era temporário. Dentro de algum tempo eu seria substituído, outro tomaria meu lugar. E nunca mais eu retomaria o posto. Na verdade, ficaria cada dia mais distante dele. Era a lei inexorável.

Anos 40 em Araraquara. A liturgia da Semana Santa era completamente diferente. A cidade inteira afetada pelos acontecimentos. A partir do Domingo de Ramos começavam as alterações. Há muitas semanas os santos — imagens e estatuetas — estavam cobertos por panos roxos. A partir da Quinta-Feira Santa não se ligava rádio, carros não tocavam buzinas, não se podia cantar, brincar. Calavam-se os sinos, a campainha dos rituais na igreja era substituída pela soturna matraca de som seco e fúnebre. Na Sexta-Feira Santa o luto descia total.

O altar-mor na Matriz de São Bento era vedado por um pano negro, gigantesca cortina de dor. O sermão das Sete Palavras era feito por pregadores especialmente convidados. Padres que eram as estrelas nacionais da oratória, disputados por cada cidade. Seriam pagos. A procissão do Senhor Morto percorria as ruas mergulhadas em trevas, iluminadas apenas pelas velas dos devotos. Tristeza absoluta.

Vinha o Sábado da Aleluia. Cristo iria ressuscitar. Tudo era um maravilhoso teatro, com mise-en-scène longamente programada. Missa da Aleluia. Quando o padre erguia as mãos e recitava o Glória, o coroinha principal, colocado à direita do altar, tocava a campainha. Era o sinal que desencadeava um processo alucinante. Ao som da campainha, caía o pano negro que cobria o altar-mor.

Acendiam-se as luzes da igreja. Anjos, estrategicamente colocados no altar, soltavam pombos brancos, que ficavam voando pela nave. O sacristão, Bepe Gaspareto, repicava os sinos. Ao som dos sinos, os carros começavam a tocar buzinas. E todas as locomotivas da EFA apitavam. Estava dada a partida para a matança do Judas, a criançada caía de pau sobre os bonecos de pano amarrados nos postes. Cristo estava vivo, outra vez. Aleluia! Mas nada disso aconteceria se eu não tocasse a campainha. Era aquele toque que acionava tudo. Sem ele, o luto prosseguiria, não haveria Aleluia, Cristo não ressuscitaria.

Assim acreditava eu. De maneira que, quando o padre iniciava o Glória, meus dedos se crispavam. Tinha chegado a hora de exercer meu poder. Sabia que esperavam aquele momento. O sacerdote ia dizendo as palavras em latim e eu retardava a explosão. Ele me olhava, inquieto, indignado, apreensivo, determinado, autoritário. Pouco se me dava, a campainha estava em minhas mãos. Seria quando eu quisesse.

Cresci, passei da idade permitida. Coroinhas têm que ser miúdos, ágeis. Um dia, tive que declinar do meu poder. Foi inicial, resisti. Mas me faltavam as condições. Passei para outros o toque da campainha. Hoje, nem existe mais, a liturgia mudou. A Semana Santa não tem a dramaticidade e a atmosfera de tragédia de antigamente. Não há silêncio, luto, jejum e abstinência. O grande teatro terminou. A igreja convencia e dominava por esse senso do espetáculo que possuía. E pensando na resistência que tive em entregar meu "posto", faço analogia: imaginem se esses políticos corruptos de Brasília, quase gângsteres dentro da cena da Câmara, Senado e ministérios, vão entregar o poder que possuem de paralisar o Brasil.

Os pratos da ferrovia

Andava pela feirinha da Benedito Calixto, com muito cuidado para não pisar em alguma coisa, uma vez que boa parte fica exposta pelo chão. Não queria nada em particular. Ultimamente, não quero nada em especial. Ando amortecido, sem grandes fantasias. Quem não passa por uma fase dessas?

De repente, bati os olhos em um par de pratos familiares. Brancos, tinham um traço num vermelho que deveria ter sido vivo, mas se mostrava desbotado. Abaixei-me e vi o logotipo que fez parte de minha vida: EFA.

Puxa! Eram pratos do vagão-restaurante da Estrada de Ferro Araraquara, quando a ferrovia estava no auge. Elas foram bem até o Carvalho Pinto estatizar tudo e desmontar uma engrenagem que funcionava azeitadíssima.

Somente tinham acesso ao restaurante os passageiros da primeira classe. Os da segunda eram discriminados, viajavam em bancos de madeira e chegavam ao destino com o corpo moído. Na primeira, os bancos eram almofadados, com revestimento de palhinha e uma fronha branca sobre o encosto de cabeça. Na verdade, os bancos também eram duros, e a sensação de conforto vinha mais da sugestão do que da realidade.

Mal a viagem se iniciava, passava o garçom do restaurante e reservava-se um horário para o almoço ou jantar. Claro que havia trens que funcionavam fora dos horários de almoço ou jantar. Como o concorrido das 6h10, que chegava a São Paulo às 11h05, em ponto. Então só ia ao restaurante quem queria tomar café da manhã ou um chá.

Os da segunda classe podiam pedir comida. O garçom trazia tudo junto, num tabuleiro. O prato de comida vinha tampado por outro prato, os dois embrulhados num guardanapo branco, amarrado num nó. O garfo e a faca vinham enfiados no guardanapo e ostentavam também logotipos.

Pois foram esses pedidos da segunda classe que rememorei, no momento em que vi os pratos no chão da feirinha. Eles me trouxeram o ambiente em que vivi por tantos anos, uma vez que não apenas meu pai, mas toda minha família trabalhou em estrada de ferro.

Todos na Araraquarense, com exceção do tio Neno, que, morando em Bauru, optou pela Noroeste do Brasil, que possuía a mais espantosa estação de toda a minha infância.

A grande excitação das viagens era a baldeação em Bauru, indo de Araraquara para Vera Cruz. Meu pai ficava na escada do trem e, assim que a composição entrava na plataforma e diminuía a velocidade, ele saltava e voava para o outro trem, parado na plataforma oposta. Era a batalha para se viajar sentado.

Minha mãe, meu irmão Luiz e eu nos encarregávamos da bagagem, que era passada pela janela. Eu considerava meu pai um herói, o rei do lugar sentado. Minha mãe morria de medo de ele cair embaixo do trem.

Pobres, raramente íamos ao restaurante. Levávamos sanduíches de presunto e queijo em pão de forma. Outra festa, o pão de forma. Era preciso encomendar na padaria uma semana antes. Não existiam supermercados e muito menos pão Pullman.

Duas coisas a gente comia em ocasiões especiais: presunto, quando se viajava, e maçã, quando se ficava doente. Mais tarde, meu pai melhorou de vida e muitas vezes íamos jantar. Ele adorava o ritual do vagão-restaurante. Comer com o trem chacoalhando, que delícia!

E todo mundo pedia a mesma coisa: bife à Arcesp. Um bifão com molho de ervilha, tomate e cebola. De uma simplicidade exemplar. Mas de um sabor que nem mesmo os pratos sofisticados dos cinco estrelas de hoje conseguem reproduzir em minha boca.

A vida era simples, os prazeres também. Acabamos complicando muito, exigindo demais e nos distanciamos de verdades que se encontram nos pequenos gestos e situações. Não é nostalgia, nem saudosismo! A vida agora é boa (amanhã será pior), mas tudo anda meia-boca. E tudo isso por um prato da EFA!

Quando fabricamos recordações

Vinha por uma rua arborizada de São Paulo, deserta às 11 da noite, quando me senti em Berlim, Alemanha, onde morei entre 1982 e 1983. Quem não teve ainda essa sensação? De estar num lugar, porém o lugar é outro? É o lugar onde já vivemos tempos atrás. É como se aquele lugar do passado estivesse escondido num canto de nosso cérebro e de repente decidisse aparecer. Nunca sabemos a razão por que tais imagens voltam. E o que me pergunto, agora, é se tais imagens foram verdadeiras ou criadas em nossa imaginação pelas invenções da memória.

No início do inverno, quando a temperatura era baixa, todavia não gelada de todo, adorava andar à noite por Berlim, nos tempos em que ainda existia o famoso Muro. Circulava a pé, devagar pelas ruas sempre vazias, cheias de árvores. Aqui e ali uma *kneipe*, ou bar, que me parecia quente e aconchegante no interior, desejava entrar, mas prosseguia, caminhava quilômetros e quilômetros sem ver viva alma. Perguntava (a mim mesmo, claro), onde estão os alemães? E muitas vezes, aquelas ruas berlinenses me levavam de volta a Araraquara, onde nasci, no interior do estado de São Paulo. Era igual, mas não era o lugar.

E por que me vinha uma espécie de angústia, como se eu quisesse recuperar imagens e memórias que existiram e não existem mais? O que significava aquela inquietação? Que minhas lembranças perderam os pontos de apoio? Quando eles continuam existindo, ao passar por eles, reafirmamos: sim, aquilo aconteceu em determinado instante, lugar. Se os lugares se tornam não lugares e passam a existir apenas em nossa imaginação, é como se fossem uma gelatina duvidosa, desconfiamos, porque sabemos que a memória é traiçoeira.

Há fatos que criamos em nossa mente ao longo dos anos, coisas que gostaríamos que tivessem acontecido. São como sonhos nos quais passamos a acreditar. Por anos e anos, tive uma recordação: uma noite em Araraquara, em que saí sozinho do cinema, numa segunda-feira, e segui uma mulher morena, quase mulata, até a casa de um amigo, o Wallace. Ela se viu seguida e me esperou no portão. Mesmo com toda minha timidez, me aproximei, ela sorriu e se deixou abraçar. Pedia o tempo inteiro: "Não me beije na boca, não me beije na boca, não faça barulho." Me contou que se chamava Sidnéia, era de Boa Esperança, vilarejo vizinho, tinha começado a trabalhar há pouco, não queria perder o emprego. Em silêncio, apenas arfante, se deixava abraçar. O tempo todo em silêncio, sem dizer mais uma palavra.

Esta lembrança me ocorreu em São Paulo, quando me mudei para o meu primeiro apartamento. Era uma lembrança boa, terna. Quem seria aquela desconhecida? Nunca mais a vi, passava em frente à casa do amigo, jamais vislumbrei sombra dela. Ela me alimentou por um bom tempo. Até que um dia, ao voltar para Araraquara, encontrando o Wallace, conversamos e perguntei dessa empregada mulata, a Sidnéia. E ele me disse que jamais tiveram empregadas mulatas, e muito menos Sidnéia. Tinham tido, quase a vida toda, uma única empregada.

O que aquilo queria dizer? Criei essa Sidnéia? Ou ela não era Sidnéia, não trabalhava naquela casa, apenas usou o portão para fingir que morava ali? Quando dei as costas, ela teria esperado eu me afastar e ido embora? Será que, na minha solidão, eu queria tanto encontrar alguém ao deixar o cinema nas segundas-feiras de uma cidade deserta que criei aquela mulher? Foi um filme que vi e misturei com a realidade? Aquela casa do Wallace, na avenida 15, em Araraquara, não existe mais. E se aquela mulher foi real, e ainda está viva, será que se lembra de uma noite fresca de segunda-feira, quando se deixou abraçar no portão por um moço cujo nome ela nunca ficou sabendo?

A criança em mim

Então, chegava a época de Natal e os grandes ficavam ocupados com as festas, era preciso fazer roupa para a Missa do Galo, preparar o jantar de Natal, comprar frutas secas, preparar um bolo molhado, ficar horas fazendo canaricolis lambuzados de mel, pensando nas rabanadas. Passada a noite de Natal, vinha o dia seguinte. Antes de todos saírem para as calçadas para mostrar o que cada um tinha ganhado, e a competição era brava, e a humilhação também, os ricos tinham cada brinquedo de deixar babando, antes havia uma coisa muito importante a fazer: dar boas-festas ao povo. Era um grande momento.

Grupos de crianças saíam pelas ruas a apertar campainhas e bater palmas na porta das casas. Havia brigas, os mais fortes empurravam ou batiam, principalmente diante das casas onde moravam os ricos ou os que imaginávamos fossem ricos. Gente cheia da grana que responderia com dinheiro, castanhas, nozes ou figos secos aos nossos votos de boas-festas, feliz Natal, feliz ano-novo, boa entrada de ano. Ao menos era o que se esperava de gente rica. Poucos davam nozes, coisa cara. Figo seco comi apenas uma vez e gostei demais, detestava amêndoas e avelãs. Saíamos cedo, apressados para chegar antes dos outros.

A manhã inteira, em todas as ruas da cidade de Araraquara, a meninada circulava, ansiosa e agitada. Aqui se incluíam as meninas, ainda com seus vestidos de festas, muitas delas enfeitadas com as fitas coloridas dos pacotes de presentes, ou uma bola de árvore de Natal na orelha, como se fosse brinco. Natal e ano-novo eram épocas para ganhar alguma coisa para comer ou um dinheirinho para a matinê do cinema.

Nem todo mundo era simpático. Tinha quem chegava furioso na porta, havia quem ameaçava, jogava água, atiçava o cachorro. Mas havia aqueles, e sabíamos quais, que sorriam e entregavam moedas. Em geral gente mais velha, velho dorme pouco. Havia uma casa próxima ao Jardim Público que dava brinquedos aos primeiros que aparecessem, de maneira que bem cedo se formava um amontoado de crianças esperando. Claro que os maiores, aos socos e aos pontapés, iam para a frente, tinha marmanjo que trazia o cinto do pai e dava pancadas com a fivela. Doía pra chuchu!

Os velhos descobriram e, desde então, vinham cedo para a porta, anotavam as crianças menores que chegavam, iam chamando, você, você ali, você lá, aquele outro, não, o pequeninho do fundo. Os maiores ficavam enfurecidos, prometiam pancada para mais tarde. Só que esqueciam, iam fazer ruindades em outros lugares. Nada mais odioso do que aquelas pessoas que abriam a porta e, sem dar nada, rindo para encher nosso saco, respondiam:

— Bom Natal igualmente para você, meu filho!

— Felicidades, que o menino Jesus te proteja!

— Boas-festas a você, extensivas à sua família, à sua boa mãe, ao seu pai trabalhador!

Que raiva! Pães-duros! Unhas de fome! Mãos de vaca! Extensivas? O que era isso? Só fui saber o que significava no terceiro ano, quando perguntei à professora Daysi. Parte da manhã passávamos a pedir boas--festas e voltávamos para casa carregados de coisas. Uma vez consegui dez nozes, todos em casa comeram. Noz somente no Natal e da Mercearia Lauand, lugar chique e caro, não era para todo mundo. Havia sacos abertos, um deslumbramento. Quanto deviam custar? Havia gente vigiando, os Lauand não eram bobos, entrou moleque ficavam de olho, a gente pegava uma noz e corria, era apanhado na porta. Uma vez numa casa, vi a mulher abrindo a casca da noz com um aparelho engraçado, fazia croc e pronto, nunca tinha visto um aparelhinho daqueles. Pobre, quando pegava uma, abria no batente da porta ou com pedras.

A manhã de dar boas festas e esperar alguma coisa em troca durava até umas onze horas, quando então todos se reuniam nas calçadas e começavam a exibir os brinquedos ganhos. Era sempre um automóvel ou um caminhão, um trem, um trator, tudo de madeira, ou de lata, plástico não existia. Para meninas havia somente bonecas, berços, minicozinhas, casas mobiliadas, fogões. Não existiam essas indústrias de brinquedos de hoje que deixam a criançada alucinada com tanta coisa. Quem era rico podia ainda ter uma lancha de lata com uma caldeira, sob a qual acendia--se um chumaço de algodão. A água fervia e impulsionava a lancha num sistema como o das locomotivas, explicava meu pai.

Outra coisa deslumbrante eram as caixas O Pequeno Arquiteto com centenas de peças para se construírem casas, prédios, castelos, igrejas, o que se quisesse. Mas quem tinha dinheiro? Havia de 50 peças, de 80, de 100, de 150, 200 e até de 300, sonho impossível. Mas já prometi a mim mesmo que um dia entro numa loja e se tiver um Pequeno Arquiteto com mil peças compro na hora, custe o que custar. Depois, vou faltar ao trabalho por uma semana, ficando apenas a construir. A criança em mim está viva e inquieta. O construtor? Não sei, sempre é tempo de começar.

Amigos de infância e a aposentadoria

Não! Não sonho com a aposentadoria. Apavora-me acordar e pensar que terei o dia inteiro a preencher com uma série de nadas. O que é o nada senão o vazio? Completar o vazio com o vazio? Muitas vezes, quando vou à minha cidade, encontro amigos que cresceram comigo. Uns vieram para São Paulo, se formaram e voltaram. Outros ficaram por aqui. Amigos desapareceram pelo mundo. Havia um japonês tranquilo, o Tuneu Yuta, cujo pai tinha uma tinturaria. Outro dia me contaram que ele vive no Amazonas e fico imaginando o que faz na floresta que é o mistério que o Márcio Souza procura compreender em seus livros.

Meu pai sempre me alertava: por que não estuda como os japoneses? Sempre são os primeiros da classe. Todos eram bons em matemática. E eu, uma negação. Os Hashimoto me deixavam admirado. Acordavam de madrugada, ajudavam os pais na feira e iam para o ginásio. Ainda por cima eram bons nadadores! Como encontravam tempo? Trabalhar, estudar, fazer lições, treinar. Nunca estavam de mau humor. O Paulo, ao menos, que estava na minha classe, vivia sorridente.

Já o Jemsey, da sorveteria da rua 5, nos pregou a primeira peça. Mostrou que éramos jovens, porém mortais.

Um dia, moço de tudo, Jemsey morreu e nos alertou. Tudo isto aqui é meio rápido. Havia ainda o Kakuzo, bom na escola, mas malandro. Morava no hotel dos pais, perto da estação, e contava cada história sobre as hóspedes! Ele sempre as via nuas, recebendo amantes. Algumas até o convidavam para o quarto. Kakuzo alimentava o imaginário erótico. Verdade ou não, ele funcionou como uma espécie de *Império dos Sentidos* para aquela molecada de 11, 12 anos.

Não vi mais a maioria daquele grupo. De vez em quando, um telefonema, um reencontro. Orival Argondizo, irmão do Argeu, o piloto, reapareceu subitamente, tem uma farmácia na Vila Formosa. Meu problema, quando revejo antigos companheiros perdidos no tempo, é a insistência deles: "Por que não se aposenta?" Eu os contemplo, repetitivos, comentando a política local, futebol, as fofocas sobre mulheres que hoje são avós (respeitáveis a maioria; outras, "desencaminhadas" e se divertindo como sempre se divertiram, optaram pelo hedonismo puro). Senhores ansiosos a inventar possibilidades irrealizáveis com as Lolitas que passam em vestidos de verão. Sempre recordando os "bons tempos". Bons são estes de agora.

Ouço-os, angustiados. Desajustados porque se recusam a colocar os pés no chão. Olho para muitos deles e pergunto se também estou assim, desgastado pelo tempo, sem perspectivas. Seria o fato de terem, durante a vida, tido empregos e não trabalhos? Emprego é o que se faz para sobreviver. Trabalho é o prazer, o sonho. Sei! Em um país como o nosso, poucos podem fazer pelo prazer, o dia a dia obriga ao emprego rotineiro.

Outro dia, preocupado, falei com meu tio José, 75 anos, sobre crise. E ele: "Crise! Desde criança ouço falar nela. Havia época em que não comeríamos mais carne, noutra faltaria feijão, e emprego, e perderíamos a casa, reduziriam os salários, seríamos presos. A crise corria no boca a boca. A crise nasce e morre com a gente. E nem sabemos sobre o lado de lá"... Não! Não sonho com a aposentadoria. Mas sonho com uma transgressão. Acordar tarde, não ir para o trabalho, tomar um longo café da manhã, abrir um livro, ouvir um CD, regar plantas, descer para a rua, vagabundear, apanhar uma sessão da tarde na tevê com um daqueles filmes desbotados dos anos 60, dormir um pouco, acordar, olhar o crepúsculo, tomar uma frozen margarita, jantar e ver se a Adriana Esteves continua má como personagem e boa atriz (dou a mão à palmatória) em *Torre de Babel.*

Em seguida, um livro e dormir com ele nas mãos. Em paz, apesar da crise. Por um dia, está bem. Mas, repetir tudo amanhã, e depois, e depois?

A arte de encapar cadernos

Se a espera pelas férias de julho ou de dezembro era marcada pela ansiedade prazerosa, a volta às aulas em agosto e março era cheia de infelicidade. Apenas os CDFs tinham alegria com o retorno à escola. Contávamos tristemente as horas. Teríamos de acordar cedo, preparar as bolsas com o material, fazer lições de casa, vestir o uniforme, tomar café e caminhar quadras e quadras, entrar no pátio, esperar o sinal e seguir para as classes como condenados. No primeiro dia havia a luta pelo lugar na classe. Disso se ocupou o Luis Fernando Verissimo recentemente. Os puxa-sacos corriam para a frente, eram queridinhos dos professores. Os mais altos eram enviados ao fundo pelo inspetor de alunos. O fundo era o fundo, acontecia de tudo, ali se dormia, se colava, se arrotava e peidava, se jogava porrinha, batalha naval, se trocavam figurinhas, se liam gibis ou os infames (assim nomeados pelas mães e professores) quadrinhos pornôs do Carlos Zéfiro, porque sempre um malandro descolado obtinha um sabe Deus como! E com tudo isso, a turma do fundão aprendia, passava de ano!

O professor entrava na classe e todos se levantavam. Ele mandava sentar e começava a chamada. No primeiro dia, cada um recebia um número. O mais temido era o 24. Quando ia chegando ao 21, 22, 23, tremíamos, principalmente os nomes que tinham por inicial J, I, L. Por ali rondava o 24, ou o viado ou mariquinhas, maricão, boneca, fresco, florzinha, 3 x 8. No primeiro dia do ginásio, na primeira aula de latim, aprendemos um termo da primeira declinação, *femina*. E o 24 passou a ser também *femina*.

Na primeira aula o professor, se fosse novo, se apresentava, queria saber o nome de cada um, tínhamos de falar de nós, nossa família, o que gostaríamos de ser na vida. Alguns sabiam que quando falassem da casa iam ouvir, vindo anonimamente do fundão: o pai dele é bêbado, o pai bate na mãe, esse não tem mãe, a irmã é biscate, o irmão é vagabundo. Se a professora identificava a voz, vinha suspensão. Como temíamos suspensão! O primeiro dia tinha uma coisa bacana. A lista de material. Um caderno pautado para o português, um para a matemática, um para a caligrafia, um de desenho, um para cartografia, um com pentagramas para a aula de música, um para história do Brasil, outro para história geral e assim por diante. No científico descobrimos os fichários, bela novidade. E régua, compasso, transferidor, esquadro, lápis preto Johann Faber números 1 e 2, caixa de lápis de cor, borracha, tinteiro (os de posses levavam caneta-tinteiro), mata-borrão. Certo dia, surgiu a sensação, o caderno espiral. Bonito, luxuoso, ótimo para se arrancar folhas e escrever bilhetes para as meninas do turno da tarde ou para fazer bolinhas e atirar na orelha dos outros.

Havia os livros didáticos. Os do irmão mais velho do ano passado passavam para os mais novos no ano seguinte. Não havia a indústria do didático descartável. Geografia do Aroldo de Azevedo. Latim do Cretella (quando eu ia imaginar que o Cretella seria meu companheiro de Academia de Letras?). Química do Safiotti. Gramática da língua portuguesa do Eduardo Carlos Pereira ou a do Silveira Bueno, tábua de logaritmos. No primário, pedia-se a tabuada. Primário ou ginásio era obrigatório papel de seda, impermeável e celofane. Porque uma das tarefas, em casa, era encapar cadernos. Uma arte complicada. Todo caderno devia ir encapado para a escola. Perdíamos as ilustrações de capa. Nem eram tantas como hoje. Imaginaram encapar esses cadernos vistosos da Tilibra? No nosso tempo eram cadernos da Melhoramentos que chegavam com o slogan: "Do pinheiro ao livro uma realização Melhoramentos."

Passávamos a primeira noite encapando, com os pais ajudando, porque não existia Durex, era na goma-arábica ou na cola de farinha (para os pobres), que lambuzava tudo. Uma vez encapado, podíamos, se quiséssemos e se tivéssemos dinheiro para comprar, colar um adesivo na capa. Aliás, se chamava decalcomania e era uma luta. Mergulhava-se o decalco num prato com água, para que a película com o desenho descolasse, ficávamos com uma finíssima gravura, apanhada com infinito cuidado e colocada no caderno. Uma operação que devia ser feita por um cirurgião, tal a delicadeza. Poucos tinham paciência para isso, a não ser os malditos CDFs. Gastávamos dois ou três decalcos antes de acertar, às vezes se estragava a capa feita com tanto cuidado. As imagens eram ingênuas: flores, frutas, aves, animais. Nada muito excitante.

Havia ainda outra matéria obrigatória, os trabalhos manuais. Comprávamos uma serrinha para madeira, lima, grosa, lixa e também acessórios para bordados. Os homens bordavam pequenos tapetes com lã sobre uma trama dura, não sei que material era aquele, plástico ainda não existia. Como resistíamos aos bordados. Não era coisa para homem. Destreza manual, diziam os professores, com o bordado vocês adquirem destreza manual. O Chola, que era meio bandido, dizia: então vou aprender para bater carteiras. O Chola era demais, vivia cada aventura. Ao menos ele dizia que fazia isso, fazia aquilo. Em uma semana entrávamos no ritmo da volta às aulas. Voltávamos a ser felizes, a farrear no recreio, a ficar embaixo da escada para ver as pernas das meninas, a jogar bola, a faltar às aulas (dizia-se bater falhão ou fazer gazeta), ficar no jardim público. E eventualmente a estudar.

Presentes de Natal nos tempos de surpresas

Mudou também a relação entre Natal e presentes. Um de meus filhos, dois meses atrás, perguntou: "Posso ter agora o presente?" E assim, de comum acordo, segundo os costumes modernos dos quais sou adepto, facilitam às vezes (ainda que se percam um pouco em encanto), o presente dele foi dado em outubro. Ficou feliz. O outro espera uma surpresa, como nos tempos antigos. Com a filha foi "negociada" uma viagem de férias. Assim, evoluem os costumes. Facilita? Facilita. Mas as surpresas morreram. Já se foi a época em que o Natal era esperado com ânsia por causa dos presentes. No meu caso, também por causa das nozes, passas e castanhas cozidas. Ganhava-se presente (ao menos entre nós mais pobres ou remediados) no aniversário e no Natal. Eventualmente, um padrinho ou parente generoso aparecia com alguma coisa fora do tempo e então era uma felicidade sem limites.

Uma vez ganhei um tubo de chocolates, fiquei fora de mim. Tubos de chocolates eram caros, raros, davam água na boca. Aquelas rodelinhas, embrulhadas em papel prateado, eram hóstias, trazidas mais do que divindades dentro delas. A cidade começava a ter cara de Natal quando as vitrines da Casa Barbieri eram enfeitadas. Hoje se diz decoradas. Numa delas montava-se o presépio (mais tarde, acrescentou-se um Papai Noel na marquise, não é certeza). Em seguida, os brinquedos, como por encanto. Nada melhor do que ir para a frente da loja contemplar tudo aquilo que, sabíamos, jamais ganharíamos: bicicletas, automóveis movidos a pedal, lanchas movidas a álcool, minipianos (ainda que piano fosse coisa de menina).

Não adiantava escolher, quem decidia era o salário do pai, que, a partir de junho, começava a ser economizado. Nem se cogitava em 13º, o que havia eram umas gratificações, mas nem sei se para todos, a estrada de ferro era muito escravagista.

Sinal de que o Natal estava chegando eram também os presépios. Os da Santa Casa e da Santa Cruz se rivalizavam em inventividade. O melhor, para mim, era o do pai da Lourdes Prada, minha professora. O dentista Carvalho era criativo, as peças se movimentavam, havia moinhos girando, água correndo, luzes piscando. Árvores de Natal ainda não eram populares. Consideradas ateias. Coisa de protestante, diziam os católicos fanáticos. Para mim, coisa de rico. Ateu também era o Papai Noel. Criança, recebia o presente do Menino Jesus. Eu argumentava: "Se ele ainda não nasceu, como vai trazer presente?" As catequistas não se apertavam: "Ao vir ao mundo, com ele virão os reis magos trazendo presentes para todos."

Foi um dos primeiros nós de minha cabeça. Os meninos que podiam acreditar em Papai Noel ganhavam presentes bons e bonitos. Os do Menino Jesus reduziam-se a caminhões, ônibus ou trens de madeira, tudo muito simples. Ah, se pudéssemos imaginar a avalanche de brinquedos que existiria no futuro! Quando tudo ficou mais fácil, ficou também menos excitante. Hoje tudo se tem, tudo se alcança, tudo se compra. Todo dia, toda hora. Tinha razão Paul Valéry ao dizer: "O difícil me excita, o fácil me entedia." O que temos agora é uma geração entediada.

Seguindo a tradição, certa vez, levei meu presente, um caminhão de toras e cubos, para a calçada. Brincávamos fora para exibir o que tínhamos ganhado. Então, fui chamado para dentro de casa. O chamado de um pai ou uma mãe era imperativo, tinha de ser obedecido na hora. No segundo grito, corri, esquecendo o brinquedo na rua. Ao voltar, cadê? Além de perder o caminhão, ouvi um sermão e recebi o castigo: brinquedo novo somente no aniversário, seis meses depois, no 31 de julho. Não era maldade, era pobreza. Os outros meninos riram de mim, por muito tempo. O bobão perdeu o caminhão. Naquele Natal fui possuído pela sanha do assalto. Só pensava em roubar um brinquedo, de algum moleque, de uma loja. A parca compensação veio do catecismo. Os alunos ganhavam pontos de acordo com o índice de respostas certas. No fim do ano a Igreja do Carmo se transformava em bazar, no qual os brinquedos eram trocados pelos pontos. Quem tinha mais entrava na frente, escolhia os melhores. Meu irmão Luiz, generoso, cedeu parte dos pontos dele, entrei logo, apanhei um trator de lata!

Outra compensação, vendo minha dor, minha mãe me reservou parte maior nas castanhas e nozes compradas no Lauand, mercearia deslumbrante. Ganhei também de minha tia Ignácia uma porção substancial de passas. E a Sebastiana Gurgel, rainha dos bolos na cidade, ao saber da história, me fez um bolo daqueles. Em cada casa de parente recebi uma moeda, um tubo de chocolate, um livro infantil, uma porção de balas, um copo de refresco. Aprendi ali o lugar-comum (aliás, tudo é clichê hoje em dia), a dor é superada e a felicidade pode vir por meio de pequenos gestos de solidariedade. E as vítimas, em lugar de compaixão, caem no ridículo.

O mistério do bonde 27

Em Munique, na Alemanha, vi quando o bonde 27, com destino a Karolinenplatz se aproximou e você, com o rosto resplandecente, levantou-se rápida, abriu a bolsa, passou batom, deu uma ajeitada no cabelo exatamente quando as portas se abriram. Então olhou para dentro, parou com o pé no primeiro degrau da escada. Ficou ali, imóvel. O motorneiro perguntou alguma coisa, talvez "sobe ou não?" Você nada respondeu, voltou para o ponto com o rosto contraído. Pareceu que ia chorar. Desabou no banco do ponto, a esta altura vazio, quem tinha de ir para casa já tinha ido. Você ficou ali, abatida. Logo passou outro carro para Karolinenplatz e você nem percebeu, continuou a olhar para lugar nenhum. O que é que viu dentro daquele bonde? Quem você ia encontrar não estava lá dentro? E o que descobriu? Ou você viu outra pessoa que não desejava ver? Ou não podia ver?

Havia naquele bonde uma pessoa que não devia estar? Quem era? Quem foi essa pessoa na sua vida? Pensou nisso? Num mesmo bonde havia alguém que você esperava, com quem você ia se encontrar, tanto que passou um batom brilhante que acentuava o branco de seus dentes. Estava feliz. Num segundo, tudo mudou. A gente só se ajeita quando quer parecer bonita para alguém. Não imagino que a pessoa com quem você encontraria estaria com outra, em atitude suspeita, como diz o povo e os jornais quando noticiam coisas ruins. Não, foi outra coisa que você viu. Por que estremeceu e voltou atrás, escondeu o rosto e correu para o banco? Você não queria que essa outra pessoa, não sei se homem ou mulher, te visse?

Você ficou mais de uma hora sentada, passaram mais dois carros para a Karolinenplatz, até pensei, puxa, como tem condução para esse lado. Quando passou o quarto bonde, você embarcou e eu também. Atravessou o bonde inteiro e foi chorar nos bancos vazios do fundo. Quando chegou na praça, você passou a olhar pela janela, ansiosa, como que procurando alguma coisa. Ou alguém. Chegou a levantar-se duas vezes, desistiu. Desceu numa pracinha sem graça, cheia de latas de cerveja esparramadas pelo chão. Desviou de um bando de vagabundos. Virou uma esquina e mudou de ideia, voltou, mudou a direção. Andou duas quadras e parou diante de um sobradinho cinzento, com um terraço. Ficou ali parada, olhando. O sobradinho às escuras. Morava ali quem você esperava ou a outra pessoa que você viu?

Mas essa outra pessoa também podia ser de sua família, flagrada em uma situação que a chocou. Podia ser sua mãe? Acho que teria gritado: Mãe! Mulher é instintiva. Ou o pai? Nem sei se você tem pai. Fiquei à espreita, você não se decidiu, imobilizada, olhando o sobradinho. De repente, veio um barulho de panelas caindo, você ficou sobressaltada. Havia gente na casa. Você se agitou. Andou para lá e para cá, aproximou-se da janela, tentou olhar, colou os ouvidos. Passado um tempo pareceu ouvir conversas, sussurros. Sacudiu a cabeça, sim, sim, sim. Por quê? O que significou esse sim? Que sabia tudo, nada mais estava escondido? O que escondiam? Quem? Soluçou e correu duas quadras, parou resfolegante, tremendo.

Eu corri também, me cansei rápido, há quanto tempo não corro? Você bateu na janela de uma casa vermelha e azul, o azul parecendo negro à noite. Bateu, bateu. Não atenderam. Essa casa era de quem? O que você, agora parecendo desesperada, queria saber, descobrir? O que estavam fazendo com você? Havia um jogo sujo, senão você não estaria soluçando, limpando as lágrimas com a manga da blusa, agora manchada com o batom vermelho. De repente, abriram a porta. Uma réstia de luz surgiu, logo apagou quando você entrou gritando. Mas mal entendo o alemão, ou na verdade nada sei de alemão, quanto mais a linguagem que você usava, parecia-me um dialeto bávaro. Depois sua voz sumiu. Não sei se parou de falar, se te obrigaram a parar, se te agarraram, te amordaçaram. Ficou um silêncio enorme na rua. E alguém gritou, um grito de angústia e dor. Foi você? Foi quem você viu no bonde? Quem foi que você viu?

O Natal que se encheu de luz

O Natal começava em novembro, com os preparativos para a montagem dos presépios. Não havia família sem o seu, por mais pobre que fosse. Era, naquela Araraquara dos anos 40, símbolo necessário para um bom católico. E 80% da população se dizia católica.

Claro, o presépio pobre era rústico, com as imagens principais: Nossa Senhora e São José ajoelhados, a manjedoura com o Menino Jesus, os reis magos e uma estrela. À medida que o poder aquisitivo crescia, a figuração aumentava: pastores, ovelhas, bois e vacas, burros, casas de vários tipos, árvores, grutas, tudo de cerâmica, porcelana ou gesso.

Quem idealizara as imagens fazia segundo sua cultura e imaginação. As casas tanto pareciam do interior brasileiro, como da província francesa. Nada que remotamente lembrasse a Judeia. Cada um, ao montar o presépio, incluía tigres, onças, macacos, bonequinhas de louça ou celuloide, o que estivesse à mão ou viesse à cabeça. O importante era apresentar uma cena movimentada. Os mais favorecidos tinham uma manjedoura vazia, onde era acrescentado o Menino Jesus na noite de Natal. Durante semanas, Nossa Senhora e São José ficavam ajoelhados diante do nada, não sei como não se cansavam.

Na Igreja de Santa Cruz, as imagens do presépio eram imensas, ao menos para nós, crianças. Acho que existem até hoje. Na Matriz de São Bento eram menores. O da Santa Casa era rico e variado. Nunca mais entrei ali, não sei se a tradição vem sendo mantida.

Na minha rua, o dentista Carvalho, pai de minha professora primária Lourdes, fazia sucesso. Na sua Belém havia riacho, cachoeiras, pequenos lagos, uma roda d'água, moinhos e peças que se movimentavam. Ele usava o motor que acionava a broca de dentista para fazer figuras se moverem. Era fascinante, juntava gente, ali na esquina da rua Oito.

Eu sabia que meu pai estava preparando o presépio, quando ele começava a recortar as laterais das latas de óleo Maria para plantar arroz. Juntavam-se latas durante meses. Em cada lata uma porção de terra e sementes de arroz, regadas diariamente. Outro momento mágico: quando as pequenas mudas começavam a nascer, crescer. O verde tenro, depois firmava. Estas latas com mudas formavam a vegetação do presépio. Dias antes da montagem sobre a prancha de zinco especialmente preparada, saíamos pela periferia, indo colher musgo nos bosques perto do rio. Este musgo era depositado sobre uma camada de serragem misturada com terra e formava o "solo" da Judeia. Tinha de ser retirado com muito cuidado de seu habitat, numa operação delicadíssima. Era um tênue tapete verde natural.

A serragem vinha da serraria do Negrini, enorme, barracões debaixo de mangueiras. Todo mundo ia ali apanhar serragem para os presépios. Um mundo encantado esta serraria, com as toras sendo serradas dia e noite, as serras de fita assobiando e o cheiro penetrante da madeira violentada. Os marceneiros cuidavam para que os moleques não se aproximassem da serra de fita, podia cortar a mão de um menino desavisado. Éramos todos desavisados. A serra penetrava na madeira como faca quente em manteiga, um deslumbramento.

Até hoje sinto o cheiro dos presépios, vindo da mistura da serragem, musgo, terra molhada e galhos de cedrinho que faziam a parte de árvores, bosques. Em uma arte simples em que todos se empenhavam, cada um procurava criar melhor que o outro.

Havia, nas casas ricas, árvores de Natal, com suas luzes, penduricalhos brilhantes, fitas. Diziam que a árvore era coisa de protestantes que não acreditavam em Menino Jesus. Depois de uma certa época, fomos proibidos de acreditar em Papai Noel, era outro símbolo protestante. Os presentes, diziam todos, principalmente as catequistas, eram trazidos pelo Menino Jesus. Mas preferíamos o Papai Noel, com seu trenó, suas renas, sua incompreensível roupa vermelha brilhante.

Mas um ano, eu com meu irmão Luis e meus primos Zé, Toni, Ito, Cecília decidimos fazer a nossa árvore de Natal. O pinheirinho foi fácil. Os penduricalhos forjamos com o papel alumínio de cigarros e com bolinhas de gude, tampinhas de cervejas e refrigerantes, molas cromadas conseguidas na oficina mecânica do Braz Pirolla e do Tolói (tio do Dudu, o ex-meio-campista do Palmeiras).

E as luzes? Os pais não iam deixar fazer uma extensão, puxar força. Então, tivemos uma ideia. E por noites e noites nos dedicamos a uma caçada insólita. Até conseguirmos as nossas luzes. E naquela noite a árvore se acendeu e foi um delírio. Tínhamos caçado centenas de vaga-lumes. Colocamos em vidros vazios de remédios, da farmácia do Bertoldi, e os penduramos. O quintal se encheu de luz.

A mágica da luz

Pelas quatro da tarde, do dia 1º de janeiro, chegava o mulato grego com a vassoura de piaçava e tentava dar um jeito no largo. Varria, catava pedras, lata, pauzinhos de sorvete, galhos de árvores, bosta de cavalo, de cabrito, de homem, vidro quebrado. O largo do São José era o centro de nossos divertimentos em Araraquara

Alguns circos se instalavam ali, os parques vinham direto, havia quermesses, fogueiras de São João, jogos de futebol. Cada coisa em seu tempo, eram épocas precisas, como se fossem ciclos. Eu ficava à espera do mulato grego, ele trazia mágica especial. Ficava olhando a sua atividade, ansioso pelo que viria à noite.

O mulato tirava tudo com um carrinho de mão, amontoava num canto, deixava o largo brilhando. Pelas cinco da tarde, passava pela casa do Pedro fiscal e pegava meia dúzia de cadeiras, colocava no meio do largo. Para pessoas especiais como a gente que trabalhava na prefeitura, o dono do armazém, as beatas. Então, ia embora e deixava o Pinto, cachorro vira-lata que gostava de lamber picolé.

O Pinto era chato, vigiava e ninguém podia sentar nas cadeiras, nem chegar perto. Nem sujar o largo. O mulato grego voltava às sete da noite e, como era janeiro, ainda era dia claro. Ele cavava dois buracos e plantava duas varas de bambu. Aqueles buracos eram um drama, quando a gente ia jogar futebol, torcia o pé, por isso a gente tinha raiva da sessão de cinema. Mas amava também, era demais. O mulato esticava um lençol encardido entre as duas varas. Depois, media 40 passos e marcava no chão o lugar onde ia colocar a máquina.

As pessoas chegavam ao escurecer, iam se ajeitando, muita gente só vinha depois da novela do rádio. Quando estava bem escuro — as lâmpadas dos postes em volta do largo tinham sido desatarraxadas, uma coisa que meu irmão Luis, ajudado pelo Zinho, filho do Malkomes da Força e Luz, fazia —, o Pedro fiscal ajudava a colocar o enorme rolo na máquina, enquanto o mulato grego ia para o fundo com dois baldes de água. Molhava o lençol todinho. "Por que precisa molhar?" Perguntei ao mulato e ele respondeu igual aos nossos pais que nunca respondiam nada para criança: "Porque precisa." Vai ver, eu pensava, como a luz é muito quente, essas pessoinhas que saem da máquina, por dentro da luz, ficam com muito calor, e precisam entrar na tela fresca. Muitas vezes eu ia para trás do lençol, para assistir ao filme ao contrário, ficava com a sensação que estava sozinho e que participava daqueles lugares como Bagdá, a floresta do Bambi, a mina do sete anões. Implicava com os sete anões. Se eram ricos, trabalhavam com diamantes, por que mantinham Branca de Neve como uma escrava, lavando, passando, cozinhando? Mais tarde, eu aprenderia que outros anões meteriam a mão no dinheiro do país, saindo impunes. Eu sofria com Lassie, andava no tapete voador. Viajava. Aquele lençol molhado me fazia viajar. E os terapeutas vão adorar saber que, muitas noites, eu tinha sonhos incríveis, coloridos e cheios de aventuras e ao acordar me sentia molhado, levava uma bronca de minha mãe: "Com esse tamanho e fazendo xixi na cama."

Um dia, o mulato grego, depois que o ajudei a varrer o largo, me deixou olhar aquelas fitas que estavam no rolo e até me deu uma lupa — que coisa mais incrível uma lupa, se eu tivesse uma ia ficar olhando as formigas no chão. Meu pai nunca teve ideia de como eu quis uma lupa quando era criança.

Coisa cara, só via na vitrine da loja. Com a lupa, contemplei aquela gente toda espremidinha e imóvel dentro de um quadradinho, era mágica mesmo, como se fosse a garrafa que prendia o gênio do Aladim. "Como eles não fogem do quadradinho?", perguntei ao mulato: "e se um dia saírem voando da tela, forem embora?" Ele me contemplou, sorriu, fez pose de quem sabe tudo, conhece a gente com quem lida e me respondeu com uma frase que é pura poesia, ainda que ele não saiba que é poesia: "Eles não fogem, porque só vivem na luz. Sem luz, esta gentinha minha não é nada. Se eles saem da tela e fogem para o escuro, desaparecem. Dissolvem, como bolha de sabão. É a luz que alimenta todos eles. A luz que dá vida, meu menino!"

Pequenos grandes acontecimentos da vida

O primeiro dia útil de 2000 foi uma segunda-feira. Não havia quase ninguém na redação da revista em que trabalho. Terminei matérias, limpei gavetas. Limpeza boba de início de ano; logo estarão lotadas. Cheias de papéis nos quais anoto telefones que, depois, não sei de quem são. Ou que procuro e não acho. Como? Não tenho agenda eletrônica? Eu, um escritor e jornalista do ano 2000? Não tenho, porque o vírus de minha agenda eletrônica sou eu mesmo; esqueço em restaurantes, deleto nomes.

Contente da vida, porque ando de bom humor, saí no fim da tarde, o céu estava sombrio, mas não chovia. Fui caminhando e a tempestade me pegou no meio do caminho. Um guarda-chuvinha comprado nos cruzamentos me abrigava a cabeça, mas os pés se metiam nas poças e das ruas os carros me espirravam água. Quem só anda de carro não tem ideia do que seja caminhar no aguaceiro. Tem de ser paciente, determinado. Tem de ligar o deixa pra lá. Gente, que resistência o povo tem!

Ensopado, ao atravessar a avenida Rebouças, o sinal me surpreendeu, fiquei na ilha, no meio da avenida. Carros passando a toda, pela direita e pela esquerda. A chuva caindo. A rua empoçada. Não havia como os motoristas desviarem, sob pena de baterem. Eu olhava as rodas, calculando quanta água me atirariam. Via a água se elevando e o jorro me batendo: chuá, chuá. Comecei a rir. Ensopado e constatando: isso é por um dia. E quem sofre todos os dias? Sabe-se lá por que, a mente tem seus caminhos e, para me distrair, pensei nos balanços de fim de ano. Tinha acabado de ler um. Chatice. Só falava de grandes feitos e grandes homens. E os pequenos acontecimentos? Os homens normais? Cada vida tem sua importância; é lugar-comum, sei, mas enfrentemos clichês sem hostilidade.

Então, me vieram "grandes momentos" de um homem comum, de vidinha simplória. Eu mesmo. Ali, na esquina de uma grande avenida em São Paulo, cujo sinal demora uma eternidade, revi instantes gloriosos: o chocolate quente com bolos após a primeira comunhão na Igreja do Carmo, em Araraquara. O primeiro caderno, para o primeiro dia de aula, aos 6 anos (até hoje adoro caderno). O final dos seriados do Zorro e do Buck Rogers, quando se desmascararam os vilões. As coleções Biblioteca Infantil (80 volumes) da Melhoramentos e Os Melhores Contos de Fadas (30 volumes) da Vecchi. Passar no exame para o ginásio. Rita Hayworth em *Gilda*. A chegada dos mocassins. A Ferroviária na Primeira Divisão, anos 50. Ser campeão de handebol no IEBA, o meu colégio na adolescência. Descobrir que a bicicleta Monark brecava no pedal. Tomar esquimó, um sorvete de nata recoberta por chocolate, maravilha da tecnologia sorveteira dos japoneses araraquarenses. A primeira mulher que vi de biquíni, a vedete Siwa. Onde estará? O primeiro letreiro de néon colorido. As pamonhas da fazenda do meu tio Costinha em Vera Cruz. Os voos de teco-teco com meu primo Dafnis dando rasantes sobre a praça da pequena vila de Vera Cruz (hoje, não subo em montanha-russa). O perfume Tabu de Tânia, a primeira mulher com quem transei em São Paulo. Andar em estribo de bonde. Ver o mar pela primeira vez aos 21 anos. Entrar no Teatro Municipal. Tomar café no Jeca, esquina da Ipiranga com São João (Caetano Veloso descobriu muito depois). Conhecer Cacilda Becker, Odete Lara, Norma Bengell. Ir ao Rio em 1957. Dançar chá-chá-chá. Falar com Fellini em Roma. Ficar paralisado ao deparar com Orson Welles num aeroporto. Contemplar os olhos violetas de Liz Taylor na Via Veneto. Entrevistar Kim Novak em Congonhas. Ver *Os Pequenos Burgueses*, dirigida pelo Zé Celso. Ver Ítala Nandi em *O Rei da Vela*. Conversar com Leila Diniz na escada do Juão Sebastião Bar. Ter contos recusados pela revista *Senhor*, na qual eu sonhava tanto publicar. Comprar a recém-chegada nova maravilha, a caneta Bic. Comprar um Fusca azul aos 36 anos; a chapa terminava em 36; nasci em 1936. Nunca ter aprendido a dirigir. Então, o sinal abriu. Fechei o guarda-chuva e fui para casa, molhado e feliz. Porque estou feliz, quero que todo mundo seja. Não disse que sou prosaico?

A companheira das noites de Eunice

Passado o hall, havia uma cortina pesada, de veludo verde. E penetrávamos em um pequeno lobby que ficava na semipenumbra, uma vez que uma pequena lâmpada azulada rebatia a escuridão, a fim de que Eunice pudesse controlar quem estava entrando no cinema. Aquele cômodo que cheirava a pó depositado na cortina, a cera do piso e do desinfetante que vinha do banheiro era como que uma câmara de despressurização. Ali deixávamos a mundo real para trás, esquecíamos a rua, a cidade, os problemas. Ultrapassando outra cortina, penetrávamos na sala de projeção. Se a sessão ainda não tinha começado, ela não acompanhava as pessoas, cada um podia escolher o lugar que quisesse. Eunice estava ali para nos guiar na escuridão com a sua lanterna, cujo foco de luz era esmaecido para não irritar os espectadores. Ela enchia a boca quando dizia: nossos espectadores.

Ela tinha orgulho do Cine Santa Clara. Nome estranho para um cinema, mas o dono tinha recebido uma graça dessa santa e era uma forma de homenageá-la. O Santa Clara era um reino onde Eunice convivia com os maiores atores do cinema mundial. Todos familiares. Sabia o nome de cada um, podia citar os filmes em que Clark Gable, ou Jane Russel, ou Montgomery Clift, ou Terry Moore, Robert Stack, Lana Turner, Brigitte Bardot, Leila Diniz, Anselmo Duarte, Audrey Hepburn, John Travolta, Olivia Newton-John, Bette Davis tinham trabalhado. Alta, morena, Eunice tinha olhos de Sophia Loren. Ela não se maquiava, passava apenas uma leve base, um blush, depois fazia com muito cuidado o contorno dos olhos, para que ficassem iguais aos de Sophia , já que Sophia era o máximo de mulher que nós, homens do bairro, imaginávamos. Havia quem preferisse Ava Gardner ou Rita Hayworth, mas à medida que os anos passaram e as estrelas foram ficando velhas, morrendo ou se retirando, Eunice percebeu que o tempo se escoava. Porque seu rosto exigia mais do que uma base e os contornos dos olhos não conseguiam mais moldar a expressão da Loren.

Também nós envelheciamos, mas o cinema continuava uma tradição, talvez o último de São Paulo a tentar manter aqueles horários que eram tão cômodos: 14, 16, 18, 20 e 22 horas. Por anos e anos tinha sido assim, a não ser quando chegava algum grande filme, com metragem mais extensa. Então, vinham os horários disparatados que eram anunciados nos jornais e em cartazes diante do cinema. Era tão fácil ir ao cinema, sabia-se a hora. Depois, tudo confundiu, cada sala inventou um horário exclusivo e para assistir a um filme tornou-se necessário olhar cuidadosamente a programação.

Assim, quando vi, outro dia, que era a última semana do Santa Clara, porque o prédio tinha sido vendido a um estacionamento, corri. Fazia mais de 10 anos que não entrava ali. A bilheteria estava uma ruína, o vidro do guichê rachado. O cheiro era de mofo, o tapete do hall rasgado. A sessão estava começando, puxei a cortina que tinha sido verde e hoje era ensebada. Eunice estava ali. Com sua lanterninha na mão. Ela se aproximou para me levar, fiz um gesto.

— Espere um pouco — disse.

— Mas o filme vai começar!

Ela acentuou, meio ansiosa. Continuava a mesma, não gostava que as pessoas perdessem nada do filme, levava cada um rapidamente a uma poltrona. Andava no escuro com a desenvoltura de coruja ou morcego.

— Não quero ver o filme, vim ver se você estava aqui.

— Eu? Por quê?

— Quer dizer que o Santa Clara vai se acabar?

Ela sussurou que sim, o dono tinha morrido, os filhos estavam no negócio de motos e carros, quase mais ninguém vinha.

— Ao menos, hoje, temos 40 espectadores, assim não fechamos tristemente.

Ficou um minuto em silêncio, me olhando, intrigada.

— Mas por que veio me ver?

Ela sentiu, de repente, que alguém se lembrara dela, e isso pareceu animá-la.

— Não sei, foi saudade, as lembranças. Você, a vida inteira aqui, entre essas cortinas.

— Agora, sou bilheteira, porteira, vagalume. Por sorte, vem pouca gente, senão, ficava louca!

— Nunca passou pela sua cabeça ficar ali, dentro da sala, vendo o filme? Via algum?

Eunice sorriu, quase sem som. Ouvíamos os diálogos em espanhol de um filme de Pedro Almodóvar.

— Sabe o que é? Eu me acostumei a ver os filmes de uma maneira diferente. Nunca na minha vida assisti a um filme desde o começo. Entrava, pegava uma cena do meio, saía. Entrava, pegava outra cena diferente, saía. E ia montando na minha cabeça uma frase, um beijo, um tapa, um tiro, um soco, um carro correndo na madrugada, uma mulher tirando a camisola, um homem com o peito de fora, eu gostava muito dos atores que tiravam a camisa, e duas pessoas se abraçando, e duas pessoas nuas numa cama, e um caminhão despencando ladeira abaixo, e um bailarino dançando, um ator cantando, uma manada de bois estourando.

— E acabava entendendo o filme inteiro?

— Levava dias e dias para completar um filme inteiro em minha cabeça, levava semanas para montar a sequência das cenas que via aos pedaços.

— Como se fosse um videoclipe. Você inventou, sem saber, o videoclipe, muito antes que ele existisse.

— Hoje, os filmes vêm à minha cabeça em pedaços. Gilda cantando *Amado Mio*, Fred Astaire cantando *Cheek to Cheek,* John Wayne matando índios, Paul Newman andando de bicicleta no Velho Oeste, as metralhadoras de *Os Intocáveis* cuspindo fogo, Grace Kelly beijando Frank Sinatra, Humphrey Bogart dizendo: Acho que este é o início de uma bela amizade, Bette Davis avisando: Apertem o cinto que esta vai ser uma longa noite...

Continuou falando para ela mesma, esquecida de mim. Na sua tela-memória milhares de filmes foram rebobinados. Nenhuma imagem de um filme se misturava à de outro. Ela isolava sequências com exatidão. Então, me lembrei dos olhos Sophia Loren, mas era impossível vê-los no escuro. Apanhei a lanterna, tentei acender, não funcionou.

— Está queimada há muito tempo. Carrego por hábito. Para ter alguma coisa na mão. Hoje, foi o último dia. Vou levá-la para casa, como fiz todas as noites, há 33 anos.

— Tem 33 anos essa lanterna?

— Minha lanterninha, minha companheira. Quanta gente ela ajudou a sentar no escuro. Minha vida foi muito feliz, acho que pouca gente no mundo viu tantos filmes, ou pedaços de filmes, quanto eu. Cada noite vou sonhar com um, viver dentro de um.

Alguém gritou lá fora: "Não tem mais nem bilheteira?" Eunice correu, entrei na sala.

Que gestos nossos tocam os outros?

Quase 30 anos atrás eu vivia em Berlim, a cidade ainda cercada pelo Muro que caiu em 1989. Costumava fazer, todos os dias, longos passeios pela cidade para descobrir lugares insólitos. Para se chegar a Steinstücken, um de meus pontos favoritos, eu tomava o ônibus 18 na estação de metrô Oskar-Helene Heim, junto aos quartéis e ao bairro residencial americano. Seguia por quilômetros até penetrar no estreito corredor Bernhard Beyer, no qual havia apenas a pista, árvores e o muro asfixiando. Nele só cabia o ônibus. O corredor era Berlim Ocidental, do lado de lá do Muro, Berlim Oriental ou a Alemanha comunista, dois regimes opostos.

Mais mil metros e se chegava a um enclave. Vila mínima, visitada apenas pelos parentes dos que ali moravam ou por conhecedores de uma deliciosa Gästhaus (Pequeno restaurante), cujas mesas ficavam debaixo de macieiras. Atrás do jardim, o Muro. Comia-se torta de cerejas com café ralo contemplando a parede cinza. Em 82-83, sempre que ali chegava eu ficava curioso para saber o que acontecia do outro lado. Havia frestas no Muro, entre as placas pré-moldadas.

Através das frestas conseguia ver um segundo muro, a torre de vigia com policiais armados e a estrada interior, por onde circulavam vigilantes. Ouviam-se latidos. Muitas vezes, pensei em atravessar por dentro do "lado de lá" e me colocar frente a Steinstücken. Nunca fui. Eu sabia (ou era parte dos mitos?) duas coisas: estrangeiros em Berlim Oriental despertavam desconfiança e nessa região morava parte da nomenclatura (altos funcionários) do partido.

O ônibus agora é o 118 e a nova direção, Drewitz. Ele circulou e penetrou na Bernhard Bayer. O antigo corredor asfixiante desapareceu. Desci onde antes era ponto final. Caminhei até a esquina onde o Muro impedia de continuar, me obrigando a virar à esquerda, para entrar em Steinstücken. Matagal, areia e bosques ralos. Entre as árvores, passou um trem, o reativado S-Bahn 6, as janelas iluminadas. Por 28 anos, foi linha morta, invadida pelo mato.

Reencontrei a casa em cujo quintal havia uma criação de patos marrons e galinhas. Logo adiante, o supermercadinho. A Gästhaus está fechada, o quintal, abandonado, sujo de folhas, galhos secos e jornais. Costumava passar horas em uma mesa, tomando *kirsch*, comendo bolos com café aguado, lendo e escrevendo. Foi o último período em que tive todo o tempo para não fazer nada. Hoje, não sei o que fazer de minha vida. Ali me desligava. Refúgio dentro do silêncio. Um planeta intemporal. Curioso, sempre vim sozinho a Steinstücken. Meu lugar. Não existe mais. Este é um símbolo do que sinto em relação a mim. A vila perdeu sua originalidade, é agora apenas um ponto distante.

O Muro fazia uma curva, seguia para a esquerda. Penetrei no que foi terreno proibido. Tranquilidade, são 9 da noite e ainda há luz. A rua se chama Stein. Na direção do bosque, penetro no caminho asfaltado dos vigilantes armados. Indefinível sensação. Adrenalina correndo à custa de lembranças. As mudanças da história. Estou no meio do terreno que permaneceu inacessível por 28 anos. Penetrar ali era se suicidar. Imagens não se ajustam. O que antes era chamada "estrada da morte" tem o aspecto de ciclovia inocente.

Uma adolescente de bermudas e jeans, walkman nos ouvidos, olhar perdido, fazendo o cooper, passa e desaparece. Em seguida, uma velha e seu cachorro, figuras inseparáveis da paisagem berlinense, passeiam pela estradinha na pacífica tarde. Como? Não há memória? Nem por um instante passa pelas cabeças o que este caminho significou? A memória existe/inexiste, a vida segue seu curso. Ciclos se fazem, se desfazem e se refazem e, neste momento, mais importante que o antigo medo é a sensação de liberdade. Então, este lugar se torna simbólico. É a complexidade alemã, suas contradições, temores, questionamentos.

Estou nas proximidades de Babelsberg, a Hollywood alemã, onde funcionaram parte dos estúdios da UFA (Universum Film AG). Chego a uma rua arborizada, mergulhada na penumbra, a Mendelsson-Bartholdy. Ex-Berlim oriental. Imponência aliada ao ar de desleixo, desalento. Mato crescendo nos jardins, paredes cariadas. Barulhos de pratos, talheres, um rádio ligado, um choro de criança, o grito de uma mulher. Normal. Sem ser. Tudo deserto.

Volto a pé, a noite caindo, a iluminação das ruas pálida, triste. Steinstücken se mostrava sombrio, espero pouco no ponto. Os horários continuam a ser cumpridos. No ônibus, fui olhando para o trecho de campo de onde vinham os ruídos de uma serra que ouvi em uma tarde de 1982, que me trouxeram nostalgia. Quem serrava alguma coisa, do outro lado do muro, tantos anos atrás, não tinha ideia de que o seu ato seria lembrado, fixado em um livro — que ele jamais lerá — publicado num país distante. Que gestos de nossa vida ficam nos outros?

1ª edição [2010] 4 reimpressões

ESTA OBRA FOI COMPOSTA PELA ABREU'S SYSTEM EM ADOBE GARAMOND
E IMPRESSA EM OFSETE PELA LIS GRÁFICA SOBRE PAPEL ALTA ALVURA DA
SUZANO PAPEL E CELULOSE PARA A EDITORA SCHWARCZ EM DEZEMBRO DE 2016

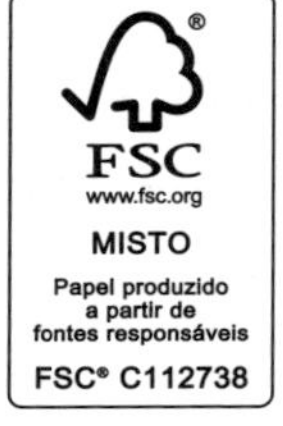

A marca FSC® é a garantia de que a madeira utilizada na fabricação do papel deste livro provém de florestas que foram gerenciadas de maneira ambientalmente correta, socialmente justa e economicamente viável, além de outras fontes de origem controlada.